KB185464

경험으로 얻는

스본 스도

경험으로 얻는
스본 스도

세상에서 사랑을 많이 받는 사람은
이미 사랑을 많이 베푼 사람이다

김인숙 지음

좋은땅

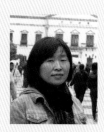

지은이
김인숙

오래전 병원이 별로 없던 시절에 친정아버지께서 동네 불편한 사람들을 돌보셨어요. 평생 봉사하시는 모습을 보고 자라서였는지 학창시절 간호사가 되고 싶었던 적은 있었지만 꿈이 구체적이지는 않았어요.
결혼 후 바쁘게 살다가 인생 후반기 접어들 무렵 몸 여러 부위가 연달아 고장 나기 시작했어요.

우연히 무의식의 신경 구조를 알게 되었고 KSNS 신경이 고장 나는 큰 원인이 작은 신발과 양말, 깔창이라는 사실도 알게 되었어요.

스본 스도와 연관된 피부신경과 홀신경의 중요성을 알게 되면서 건강을 방해하는 요인이 많다는 것도 알게 되었어요.

스본 스도를 통해서 차츰 건강해지면서 멈출 수 없는 호기심으로 스본 스도에 빠져든 지가 벌써 6년이 지났네요.
책을 써 본 적이 없었기에 글 쓰는 방법도 모르고 겁 없이 시작했지만, 경험을 쓰다 보니 많이 어렵지는 않았어요.

스본 스도는 관심만 있다면 누구든지 쉽고 간단히 배울 수 있지만, 누군가
를 도와줄 때 배워지는 거라서 스본 스도의 뿌리는 사랑이라고 생각해요.

지은이 김인숙
samirro@naver.com

이 책을 쓰기까지 도움받은 유튜브와 책.
유튜브 - NewKsns, 김세연, KSS, KSNS.
책 - 새로 발견된 자연의학의 이론과 실습 K.S.S. 저자 김세연
표시는 김세연 교수님의 글과 말씀을 옮겼습니다.

"내가 사람을 치료해 본 적은 한 번도 없다.
신경을 풀어 주면 몸이 걸어가면서 스스로 고쳐지는 것이다."

김세연

이 책의 내용은 김세연 교수님의 스본 스도 유튜브와 교수님의 저서에서 도움받아 경험한 것입니다. 그리고 교수님 세미나마다 참석하면서 배운 스본 스도의 기본 정신교육이 공부하는 데 큰 도움이 되었습니다.

스본 스도는 2017년 3월에 유튜브를 통해서 세상에 알려지기 시작했고 저는 2018년 초에 유튜브를 처음 알게 되면서 유튜브와 책으로 공부하기 시작하였습니다.
세상 사람 모두가 모르던 새로운 분야이기도 하고 스본 스도를 알기 전에는 건강에 대한 지식이 전혀 없었습니다. 그래서 이 책은 스본 스도를 직접 경험한 내용뿐입니다.

아직도 김세연 교수님께서 세상에 다 전해주지 못한 것들이 많고 우리가 깨우쳐야 할 게 무궁무진하다고 생각합니다. 두뇌가 의식하지 않고 안전하게 우리 몸을 보호해 주고 있는 KSNS 신경처럼 KSS 자연법칙의 항해도 순조롭게 널리 알려지기를 희망합니다.

그동안의 경험을 우리 가족들에게 전해주고 싶었고 만날 때마다 스본 스도 해 달라고 조르는 8살 손주에게 훗날 소중한 선물이 되길 바라는 마음과 그리고 제 글이 누군가에게 도움이 되길 바라는 마음입니다.

앞으로 스본 스도가 더욱더 발전되길 바라는 마음으로 그동안의 제 경험을 모두 담았습니다. 영원히 변하지 않는 진리인 스본 스도를 남겨주신 김세연 교수님께 감사드립니다.

2024년 8월 김인숙

도울수록 배워지는 스본 스도

KSNS는 중력의 힘으로부터 몸을 보호하기 위해 작동하는 신경으로서 무의식 속에서 내리는 명령에 따라서 근육이 움직이도록 하는 시스템입니다.

지구의 중심에서 잡아당기는 중력에 의해서 우리 몸이 대칭 상태가 되지 못할 때 통증과 질병에서 벗어나지 못합니다.

KSNS 신경은 무의식 신경이라서 우리 두뇌가 인식하지 못하기 때문에 이런 신경 시스템의 존재도 모르고 살아가고 있습니다.

중력의 힘과 조화롭지 못하면 건강에 치명적인 손상을 준다는 게 스본 스도의 근원적 원리입니다.

스본 스도는 다른 방법과 달리 살아 움직이는 상태에서 KSNS 신경 어느 부위 근육에 이상이 생겼는지 오로지 손의 감각으로 찾아서(스본) 근육이 다시 일을 시작하도록 하여 스스로 균형을 찾아가도록 도와주는 방법(스도)입니다.

교통사고나 재해로 다친 경우가 아니고 몸이 고장이 난 많은 원인은 작은 신발, 혈관을 조이는 양말, 발뼈의 스프링 작동을 방해하는 깔창입니다.
몸의 무게 중심과 균형을 잡아 주는 신경세포가 가장 많이 집중된 발을 잘 다스리면 건강은 물론 노화 방지 효과를 거둘 수 있습니다.

스본 스도는 접이식 침대와 의자만 있으면 되고 상황에 따라 다리 뻗을 공간만 있으면 누구나 쉽게 도와줄 수 있습니다.

"두 손만 있으면 누구나 할 수 있어요."
"근육 이름 뼈 이름 몰라도 됩니다."
공부하면서 고통받는 사람들을 도와주다 보면 배워지는 방법입니다.
요리나 수영 태권도를 책으로 배울 수 없는 거와 같이 스본 스도는 무의식의 방법입니다. 실습으로 배워집니다.

| 차례 |

> * 스도의 위치, 속도, 강도에 의한 스본 스도 결과는 오로지 경험으로 얻어진다.
> * 스본 스도 후엔 발에 맞는 신발인지 신발 스본을 해야 빠른힘이 오래 유지된다.
> * 빠른 힘은 스도 직후 연쇄적으로 빨라지기도 하므로 스본으로 확인 후 스도한다.

제1장 부위별 스본과 스도

제2장　스본 스도 마무리

제3장　새로운 용어

제4장　스본

제5장 스도

제6장 신발과 의류

제7장 인내, 자세

제8장 관리

* 파란 글씨는 개정판에 추가한 내용입니다.

땅속에 있는 기초는 눈에 안 보여 기초공사는 두 번 하기 어려워요. 튼튼한 기초는 수십 층을 올릴 수가 있어요.

기초가 튼튼하면 혼자서 10층 100층 집을 무궁하게 지을 수 있고 약하면 1층밖에 지을 수 없지요.

종교, 피부 빛깔, 이데올로기, 권력, 돈, 모든 것을 초월합니다. 고장 난 무의식 신경을 찾아내는데 손끝으로 다른 생각이 있으면 발견이 아니 됩니다. 몸 균형을 잡는 신경은 무의식입니다.

자전거 타는 것을 절대로 이론으로 배울 수가 없지요.

실지 연습 없이는 배울 수 없는 이치입니다. 스본 스도는 실제로 해 보아야 배울 수 있어요.

KSNS 고장으로 예민하게 통증을 일으키는 상태는 병이 아니다.

몸을 보호하도록 알려주는 자동경보장치이다.

경보장치 고장을 찾는 일이 곧 스본이고 경보장치를 풀어 주는 일이 스도다.

통증은 조심하라고 브레이크를 걸어 놓은 것이다.

브레이크 잡혀서 자동차가 빨리 못 간다고 자동차가 고장 났다고 할 수 없다.

내 눈은 악은 보기 쉽고 선하고 아름다운 것은 잘 보지 못해요.

드높은 하늘의 밝은 빛이 도와주기를 바랄 뿐입니다.

내 빛은 너무도 연약해요.

알면 내가 무엇을 알아요.

스본 스도 위치와 도움되는 차례 번호

스본 스도가 정밀해지면 하체 스본 스도까지만으로도 온몸의 반사속도는 거의 빨라진다. 물론 나이나 혈관과 골격 상태에 따라 사람마다 다르다. 아래의 표시는 누르기, 미루기를 해서 몸 어느 부위가 좋아지는 포인트가 아니라 기본적인 하체 스본 스도 위치이다.

현대인들은 오랫동안 작은 신발, 양말을 신거나 생활 방식의 변화로 관절과 근육이 약해졌다. 스본 스도를 통해서 몸의 균형을 맞춰놓고 발가락이 자유로운 신발을 신고 건강을 해치는 원인들을 멀리하면 몸이 알아서 스스로 건강해진다.

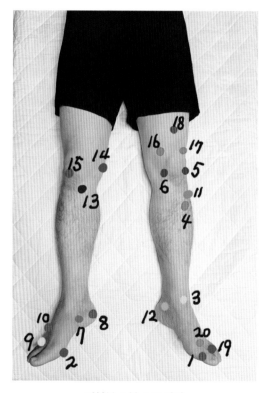

앞부분 스본 스도 위치

경험으로 얻는 스본 스도

1번 엄지발가락 구부다, 아다다 - 차례번호 1, 7

2번 엄지발바닥 밀기 - 차례번호 4

3번 발목 - 차례번호 12, 14

4번 전경골근 - 차례번호 11

5번 다리 바미다 - 차례번호 20

6번 다리 아미다 - 차례번호 21

7번 후경골근 - 차례번호 27

8번 발목굽힘근지지띠 - 차례번호 16

9번 새끼발가락, 비복근, 가자미근 - 차례번호 39

10번 4지, 5지 - 차례번호 34

11번 장지신근 - 차례번호 11

12번 장지굴근, 장무지굴근 - 차례번호 3

13번 거위발건 - 차례번호 19

14번 누구나 누르면 아픈 무릎 위 - 차례번호 29

15번 무릎 위 푸루기 - 차례번호 17

16번 내측광근, 세 번째 발가락 힘 - 차례번호 6, 32

17번 외측광근, 두 번째 발가락 힘 - 차례번호 5, 33

18번 대퇴직근, 엄지발가락 - 차례번호 1, 31

19번 발등 관절 푸루기로 발가락 힘 만들기 - 차례번호 15

20번 발등 푸루기 - 차례번호 15

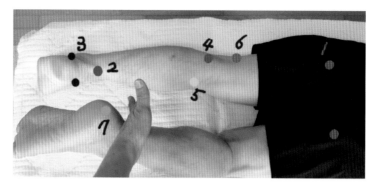

뒷부분 스본 스도 위치

1번 햄스트링 - 차례번호 40

2번 아킬레스건 - 차례번호 36

3번 발목 지지띠 - 차례번호 16

4번 바깥쪽 비복근, 가자미근 - 차례번호 17

5번 반막양근 - 차례번호 32

6번 장경인대 - 차례번호 7, 30, 33

7번 종골 신경 - 차례번호 35

전거근, 소흉근 - 차례번호 46

두판상근 - 차례번호 50

스도 후에는 연쇄적으로 여러 근육의 속도가 빨라질 수 있으므로 반드시 스본으로 확인한다. 예를 들어 둘째발가락 속도가 빨라지면 허벅지 바깥쪽 근육의 속도가 빨라지고 햄스트링이나 아킬레스건 스도 후에는 여러 부위 근육의 반사속도가 빨라지기도 한다. 스본 감각이 섬세해질수록 스도가 간단해진다.

경험으로 얻는 스본 스도

스본 스도 도움 없이 발가락힘 만들기(수키 1, 2단계)

1. 발신경에 방해되지 않는 신발을 신는다.

발가락이 신발 안에서 잘 움직이도록 발등이 높고 발볼이 넓은 신발을 신는다. 발보다 너무 큰 신발은 발에 부담이 되어 오히려 발가락 힘이 약해진다.

발목을 잡아 줘야 하므로 끈이 있는 신발이 좋다.

발등은 부드러운 가죽이나 재질로 만들어져서 발가락을 뻗을 때 눌리지 않도록 신축성이 좋아야 하고 통풍되는 재질이 좋다.

각종 딱딱한 깔창을 제거한다. 밑창이 너무 딱딱하면 발바닥 아치의 스프링 작용을 방해하고 엄지발가락 구부리기가 잘 안된다. 26개 발뼈가 용수철 작용이 되어야 건강하다.

인대가 약하고 근육이 단단하지 않은 발이라도 발등이 높고 발볼이 넓은 신발을 신고 생활하면 차츰 발이 넓어지고 건강해진다.

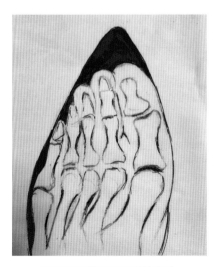

작은 구두를 신어서 변형된 발

걸음마를 시작하면 부드럽고 발볼이 조이지 않는 신발을 신기고 작아졌는지 자주 확인하고 특히 발 볼이 넓은 아가들은 신발 볼과 발등이 여유 있는 신발을 신겨야 건강하게 성장한다.

2. 양말을 신어야 한다면 발목 안쪽 대정맥 혈관이 눌리지 않도록 양말목이 길고 조이지 않아야 한다. 신발만큼 중요하다.

아무리 넉넉한 양말이어도 자연섬유가 아닌 화학섬유 양말은 좋지 않다. 자연섬유로 만든 부드러운 양말을 신는다. 덧신, 발가락 양말은 신지 않는다.

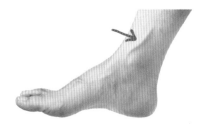

3. 자연섬유 옷을 입는다.

자연섬유가 제일 좋지만, 자연섬유가 아니더라도 땀 배출이 잘되는 물기가 빨리 마르는 섬유로 부드럽고 가벼운 옷은 좋다.

아무리 좋은 섬유로 만든 옷이라도 조이는 옷은 혈액순환을 방해한다.

4. 피부에 닿는 상표를 제거한다.

피부에 닿는 대부분 상표는 근육의 반사 속도를 느리게 한다.

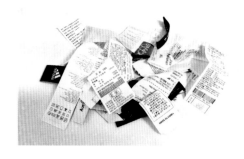

경험으로 얻는 스본 스도

5. 액세서리 착용을 하지 않는다.

인간의 피부엔 미세한 전류가 흐르고 금속이 피부에 닿으면 팔다리 근육의 속도가 느려진다.

시계, 반지, 귀걸이, 목걸이 등 액세서리만 착용하지 않아도 발가락 힘의 속도가 어느 정도 빨라진다. 액세서리 착용은 인간을 서서히 노쇠하게 한다.

외출 시에 잠깐 착용한다면 그래도 괜찮을 것이다.

6. 옷에 부착된 금속 단추나 장식품을 제거한다.

금속 단추는 피부에 닿는 면에 절연 테이프를 붙이거나 매니큐어를 바르면 괜찮지만 세탁하게 되면 유지되지 않아서 뿔 단추로 바꾼다.

금속 안경다리는 피부에 닿는 부분(빨간색 표시)에 투명 매니큐어를 바르면 발가락 힘에 영향을 주지 않는다.

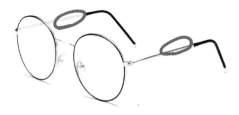

모든 벨트가 그렇지는 않지만, 아직 스본이 부족하다면 벨트 금속 장식 안쪽에 투명 매니큐어를 칠한다.

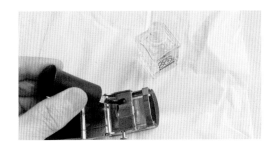

그 외에도 우리 몸 가까이 자주 입고 착용하는 많은 물품이 있다. 머리핀, 모자 금속 테두리, 브래지어 와이어, 운동복 허리끈에 붙은 장식, 옷에 붙은 금속 상표 등등.

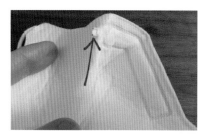 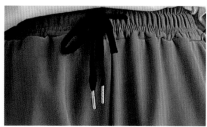

7. 벨트나 속옷은 물론 옷은 조이지 않도록 입는다. 무릎이나 손목 발목을 감싸는 보호대나 각종 테이핑도 혈액순환을 방해한다. 피부에 붙이고 감싸는 모든 요법을 중지한다.

8. 측두동맥을 압박하는 딱딱하고 조이는 모자나 머리띠를 착용하지 않는다.

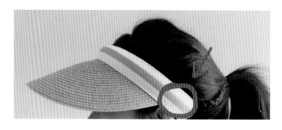 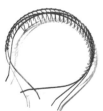

9. 흉터 찾아서 꼬지기와 푸루기를 한다. 흉터의 경직 상태가 근육과 피부에 혈액공급이 서서히 차단되면 신경장애를 일으킨다.
50년 전이나 5년 전이나 상관없이 태어나서 생긴 흉터를 찾아서 푸루기나 꼬지기를 한다.

경험으로 얻는 스본 스도

통증이 있는 사람도 실천해볼 수 있고 아직 큰 통증이 없는 수키 1단계나 2단계에서 위 사항을 실천하고 발가락을 구부려 보면 전보다 발가락 힘이 강해져있을 것이다.

현대인들은 늘 쫓기듯 바쁜 생활로 지내다 보니 무리하지 말라는 신호인 통증을 지나칠 수도 있다. 대신 늘 피곤한 사람도 실천해 볼 수 있다.

수키 1단계 - 근육의 세기가 10% 정도 약하다. 스본으로만 찾을 수 있고 통증이 없는 단계.

수키 2단계 - 근육의 세기가 20% 정도 약해진 상태로 근육의 압박감과 몸에 이상이 있다는 것을 느낄 수 있는 단계.

스본 스도 순서, 간격, 인내

액세서리 착용하지 않은 상태에서 시작한다.
금속 단추나 장식이 없는 조이지 않는 자연섬유 옷을 입는다.
피부에 닿는 상표를 제거한다.
흉터를 찾아서 꼬지기를 한다.

그다음 엄지발가락 세 힘의 속도가 빨라야 똑바로 설 수 있다.
* 엄지발가락 구부리는 힘은 비골두 바로 아래에 붙어 있는 장비골근 기시점을 1초의 속도로 누르기하고 힘줄을 따라 푸루기한다. - 차례번호 1.
* 엄지발가락 첫째 관절 당기는 힘은 엄지발가락 밑부분 접어지는 부위를 꾹꾹 5회 정도 누르기한다. - 차례번호 7.
* 엄지발가락을 몸쪽으로 당기고 바닥을 밀어봤을 때 단단하지 않으면 안쪽 중족골과 설상골 사이, 설상골과 주상골 사이 연결 부위 관절 누르기와 푸루기를 한다. - 차례번호 4.
많이 고장 나지 않았다면 엄지발가락 세 힘만 스도해도 무릎, 허리, 목이 좋아질 수 있다.

발가락 열 개 힘을 한 번에 만들기 위해서 처음부터 한꺼번에 발가락마다 스도 하다 보면 가족들은 아파서 스본 스도를 멀리하게 된다. 특히 발 쪽은 신경이 예민하여 건강한 사람도 만지는 부위마다 감각이 K8 이상이라서 고통스럽기 때문이다.

다리 쪽이 많이 불편할 경우 다리부터 스본 스도를 할 수도 있다.
다리 바미다, 다리 아미다, 발목 폄근지지띠, 발등 아다다, 무릎 구부다, 햄스트링 스도, 비복근 가자미근 스도, 다리 오리다, 아킬레스건 스도 등 건강 상태에 따라 하루에 조금씩 할 수도 있다.

경험으로 얻는 스본 스도

다리 쪽 스본 스도 하다 보면 발가락 힘 속도가 많이 빨라져 있다. 발가락이 전체적으로는 힘이 강해졌어도 하나씩 따로 밀어본다. 건강한 상태라면 발가락마다 강하게 밀어도 밀리지 않는다.

성인은 대부분 새끼발가락 힘이 약하다. 4지, 5지 스도를 한다.
단비골근과 제3비골근이 붙어 있는 관절을 스도한다. 다칠 수 있어서 주먹을 쥔 두 번째 손가락 관절을 이용해서 미루기를 한다. - 차례번호 34, 39.

발가락을 천천히 밀었을 때 힘은 느린 힘이다. 0.3초의 힘으로 미는 빠른 힘이 만들어져야 건강해질 수가 있다.

누루기를 하면 반대쪽에 힘이 들어오기도 하고 여러 부위에 연달아 힘이 들어오는 예도 있어서 스도를 마치면 반드시 스본을 한다.
스본으로 약한 근육을 찾고 결과에 따라 스도를 한다.

스본 스도 주기는 푸루기 위주로 하면 자주 해도 되지만 인대나 힘줄 스도로 좌우 균형이 맞춰지고 있다면 자주 하지 않는다.
관절 주위 근육, 인대, 힘줄, 막 등이 좋아지는 시간이 필요하고 몸이 스스로 건강해지는 방법이라서 체력에 따라 시간이 필요하기 때문이다.

스본 스도 후 7일 간격부터 시작하여 두 번째나 세 번째부터는 힘 유지 상태에 따라 보통 10일에 한 번, 2주에 한 번, 3주, 한 달, 두 달 그렇게 정해지게 된다.

인간도 기계와 같아서 큰 사고가 없더라도 생활하다 보면 발가락 힘이 느려질 수도 있다. 명절 때나 가족이 모일 때마다 서로 스본 스도를 나누면 오랫동안 건강을 유지할 수 있다.

조급한 사람은 스본 스도 간격을 짧게 정하고 자연치유 방법을 이해하고 인내하는 사람은 지켜야 할 주의사항을 잘 따라 주기 때문에 발가락 힘이 잘 유지되므로 스도 간격도 길어진다.

오로지 스본 스도만을 받는 중인데 힘 유지가 안 된다면 반드시 원인이 있다. 원인을 찾는 일은 스본 스도 만큼 중요하다. 힘이 빠지는 원인은 자연스럽지 않은 자세와 동작 그리고 유행처럼 따라 하는 운동과 여러 가지 스트레칭에도 있다.

스본 스도는 빨리 좋아지고 싶은 욕심을 내려놓을수록 더 빨리 좋아진다. 자연법칙을 이해하는 사람만이 혜택을 받을 수가 있다.

남편도 아들도 아무것도 하지 말라고 하면 제일 싫어했다.
아무것도 안 하는 걸 불안해했다.
운동해서 근육 만든다며 취미 생활을 계속했고 결국, 좋아지는 기간이 길어졌다.

아직 이 세상에 알려지지 않은 자연치유 방법이라 과정을 지켜보고 관리하는 일이 스본 스도 보다 더 어려운 일이다.

자연법칙을 따르지 못하는 사람은 결국 좋아지기 어려운 방법이다.

경험으로 얻는 스본 스도

제1장

부위별 스본과 스도

스본 스도는 수기방법, 지압, 맛사지, 비비는 방법 등 다른 것과 병행할
때는 문제가 이뤄진다.

발가락

스본 스도의 요점은 엄지발가락이다.
무릎이 아파도 허리나 목이 아파도 몸 전체가 건강해지려면 제일 먼저 엄지
발가락 힘이 강해져야 한다.

엄지발가락을 구부리는 힘과 내차는 힘이 똑같아야 하고 엄지발가락을 몸
쪽으로 당겼을 때 엄지 발바닥 밑면 종자골 부위를 밀어도 단단해서 밀리지
않아야 기초가 된 것이다.

양발이 감지하는 신경들이 대칭으로 되면 건강하다.
그 신경은 스본 스도로 만들어진 0.3초의 빠른 속도의 신경이다.

0.3초의 속도는 의식할 수 없는 빠르기라서 빠르게 밀거나 눌러서 찾아지는
게 아니라 감각처럼 느끼는 힘이다.

몸의 어느 부위가 고장 났는지 찾아내는 방법인 스본이 70% 차지하고 스본
스도에서 가장 중요하다.
스본이 섬세할수록 스도도 정확하다.

양쪽 발가락 힘이 똑같이 강한 사람은 드물다. 그래서 맘만 먹으면 가족이
나 이웃 사람들 발을 만져 볼 기회가 그만큼 많다.

"무의식의 신경을 찾아내는 일은 손끝에 다른 생각이 있으면 발견이 안 됩
니다."
김세연 교수님께서 하신 말씀이다.

어떻게 해서라도 고쳐 주고 싶은 마음이 중요하다.

KSNS는 균형에 문제가 생기면 강하고 빠른 힘을 쓰지 못하도록 몸을 안전하게 보호하는 신경이다. 제동을 걸어놓는 자동 경보장치다.

경보장치 고장 난 곳을 찾는 일이 스본이고 고장 난 경보장치를 풀어주는 일이 스도이다.

스도는 고장 난 곳을 뜯어내지 않고 안전퓨즈 스위치를 올리는 일이다.

스본 스도로 좋아지는 기간은 선 한 개가 끊어져서 3년째 작동 안 되던 가전제품도 선 한 개만 고쳐서 금방 작동될 수도 있지만 한 달 동안 작동 안 되던 제품이라도 선이 다섯 개가 끊어졌을 땐 고치는 기간이 다섯 배가 걸릴 수도 있는 것처럼 몇 개의 무의식 신경이 고장 났는지 상태에 따라서 결정된다.

모두가 그렇지는 않지만, 스본 스도 순서는 발가락, 발, 발목, 무릎 아래, 무릎 위, 상체, 머리 그렇게 아래부터 위로 올라간다.

하체와 상체의 신경은 서로 연결되어 있어서 고관절까지 정확히 스도가 이뤄졌다면 내장기관도 제자리를 찾게 되고 손가락부터 상체 거의 모든 힘의 속도가 빨라져 있다.

몸의 문제 특히 발끝부터 목뼈까지 모든 것은 발가락에 있다.

1. 엄지발가락 스본과 스도

엄지발가락 힘은 걸을 때 우리 몸에 강한 진동을 주고 약하면 허리 디스크, 허리 근육이 튼튼한 사람은 허리 디스크 대신 목 디스크, 엄지발가락의 힘에 따라서 갑상선, 두뇌 기능, 머리 부위 질환, 척추 굽음 등 여러 질환과 연결돼 있다.

우리 몸에서 가장 큰 힘이 엄지발가락이다.

엄지발가락을 구부린 상태에서 밀어본다.

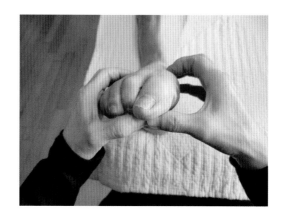

건강한 사람은 빠르게 밀었을 때 0.3초의 힘이 강하여 꿈쩍도 안 한다. 느리게 밀어도 힘이 강하다.

하지만 엄지발가락이 고장 나 있는 사람은 0.3초의 속도로 빠르게 밀면 힘 없이 밀려나고 느리게 밀었을 때는 강하게 반응한다. 아무리 의지로 힘을 주려고 해도 느린 힘에만 강하게 버틴다.

우리 몸을 받쳐주는 주춧돌 같은 역할을 하는 발가락이 덜렁거릴 정도로 고장 나 있어도 모르고 지낸다. 무의식 구조라서 그렇다.

많이 고장 난 사람은 느린 힘조차 없고 감각이 마비된 예도 있다.

　　　　　　　　　　　　　경험으로 얻는 스본 스도

엄지발가락이 버티지 못하고 밀리면 종아리 바깥쪽 톡 튀어나온 작은 뼈 비골두 바로 아래를 0.5초의 속도로 꾹! 누루기한다.

오른쪽 엄지발가락이 약하면 간의 기능이 약하다. 오른쪽 흉곽의 수축작용이 원활하지 못하여 간 내부의 압력 작용이 부족해서 혈액공급이 원활하지 못하여 간 기능이 저하된다.

오른쪽 발, 손, 어깨, 목까지 약해진다.

왼쪽 엄지발가락이 약하면 심장 기능 저하, 부정맥, 고혈압, 만성 위장병, 소화 기능, 변비의 원인이 될 수 있다.

엄지발가락 힘의 속도가 느리면 같은 쪽 근육은 모두 느리다. 손, 발, 어깨, 목, 내장기관까지 고장 나 있다.

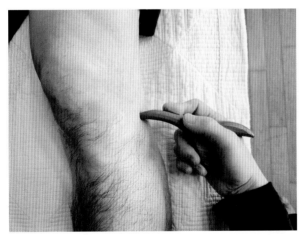

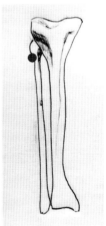

장비골근 기시점

엄지발가락 첫째 마디만 구부러지는 경우는 혈액순환 장애, 고혈압, 심장병, 피곤증, 경추 근육 경직, 걸을 때 배 근육이 움직이지 않아서 앞 배가 나오고 45세 무렵부터 목이 앞으로 굽어진다.

걷는 속도가 느리고, 복부 비만, 두통, 축농증, 치아염증, 머리 부분 신경 장애, 특히 시력이 약하다. 목 근육의 압력 변화가 적어 갑상선 비대증을 일으키기도 한다.

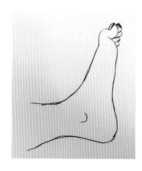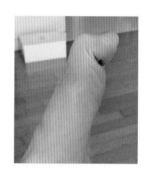

발가락 다섯 개가 선천적으로 짧고 엄지발가락이 떠 있는 발은 지면에 닿는 시간이 길어서 발바닥 앞부분 피부층이 두껍다.

엄지발가락 마디 관절염으로 밑면에 통증이 있고 무릎은 안 아프다. 대신 허리가 아플 수 있고 경추 7번 디스크가 있고 걷는 속도가 느리고 만성피곤증이 있다.

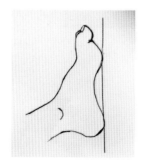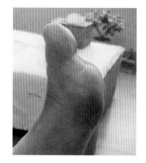

고양이 안테나 신경

밤에도 잘 다니던 고양이의 오른쪽 수염을 잘라 놓으면 낮인데도 오른쪽 머리를 여기저기에 부딪치게 된다. 위험한 곳이 아닌데도 오른쪽으로 움직일 때마다 조심하면서 다니게 된다.

고양이가 움직이는 속도는 안테나 역할을 하는 수염이 주는 정보에 의해서 결정되기 때문이다.

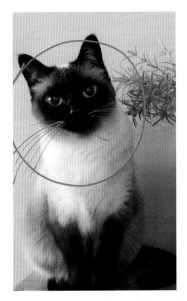

동그라미 표시가 방해물을 감지하는 공간

사람의 발가락 감각신경도 고양이 수염과 똑같다.

발가락 신경이 고장 나면 근육이 천천히 작용한다.

발가락 다섯 개가 고장 나면 고양이 수염이 잘린 것처럼 천천히 걷게 된다.

이런 상태로 계속 살다 보면 무의식 신경에 정보를 주게 되어 근육이 느리게 일을 하게 되고 건강을 유지하기 어렵다.

발가락 감각신경 스도

발가락 첫째 마디와 발톱 사이 중간 빨간 표시 부위는 고양이 수염과 똑같은 역할을 하는 지면을 측정하는 감각신경이 있다.

바닥이 딱딱하면 근육이 빠르게 작용하고 모래땅이면 근육이 천천히 작용한다.

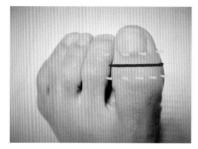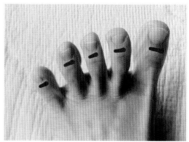

빨간 표시 감각신경의 판단으로 근육이 움직이기 때문이다.

빨간 선 표시 부위를 볼펜이나 스도본구로 눌렀다 뗐다 하면서 손으로 푸루기를 하면 감각신경이 활성화된다. 덜 고장 났거나 많이 좋아진 상태라면 0.5초~1초의 속도로 스도한다. 발가락 밑에 표시한 부위도 같은 방법으로 스도를 한다.

발가락의 감각신경은 예민하므로 통증이 심한 경우엔 약하게 하거나 자주 하지 않아도 된다. 하체 스본 스도를 하면 발가락 힘이 빨라지기 때문이다.

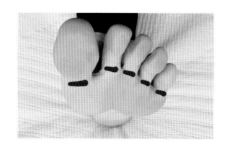

　　　　　　　　　　　　　　　　　경험으로 얻는 스본 스도

엄지발가락 힘줄과 발등 스도

엄지발가락 힘줄을 만져봤을 때 탄력이 없는 쪽이 있다.
스보본구의 홈이 날카롭지 않아야 피부를 다치지 않는다.

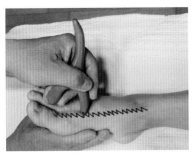 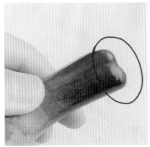

엄지발가락 발톱과 첫째 마디 사이를 0.5초의 속도로 스도를 한 후에 엄지
발가락부터 발목까지 인대를 지그재그로 5초 이내로 빠르게 튕기면서 올라
간다. 여러 부위의 반응 속도를 스본으로 확인한다.

발등이 부었을 때는 엄지발가락 두 번째 관절과 나머지 발가락 세 번째 관
절 바로 아래를 엄지손으로 강하게 한두 번 누루기 후에 발등을 눌러서 아
픈 부위를 푸루기하고 아프면 이삼 분 쉬었다 다시 푸루기한다. 두세 번 반
복하면 발가락 전체 힘이 빨라지기도 한다.

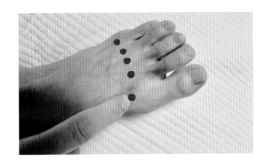

2. 엄지발가락 유연성 스본과 스도

엄지발가락을 구부린 상태에서 발톱 부분을 눌렀을 때 엄지발가락 두 번째 관절인 중족지관절에 탄력이 없고 딱딱하게 굳어 있으면 그쪽 근육은 연쇄적으로 속도가 느리다. 무지외반증, 통풍이 나타나는 관절이다.

엄지발가락이 제대로 일을 못 하니 새끼발가락도 약하여 고관절도 문제가 있다.

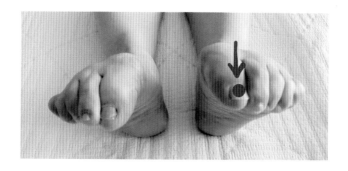

구부린 모양도 대칭 상태가 아니다.

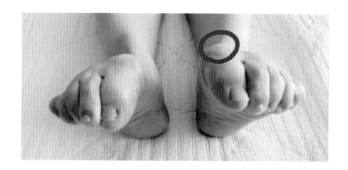

스도본구로 두 번째 마디를 누루기 한 후에 관절 전체 바닥면 종자골 부위까지 푸루기한다. 이 스본은 대부분 왼쪽 엄지발가락이 뻑뻑하고, 반대쪽을 스도한다.

경험으로 얻는 스본 스도

강하게 누르면 관절이 다칠 수 있으므로 힘을 세게 주지 않고 누루기한다. 엄지손톱으로 누르면 옴폭 들어간 마디가 찾아진다.

많이 고장 나지 않았을 땐 화살표 관절 누루기만으로도 유연해진다. 엄지발가락 아래 관절 종자골 부위 푸루기 할 때는 엎드려 있는 상태에서 푸루기하면 숨어 있던 통증을 섬세하게 찾을 수 있다.

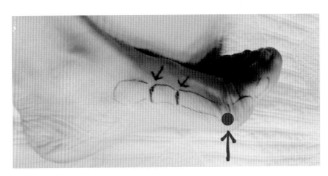

제1중족지관절

스도를 한 후 엄지발가락을 눌러보면 관절도 유연해졌고 발가락 구부린 모습도 대칭 상태가 되어 발과 다리 오리다 등 사람마다 다르지만 여러 부위 힘의 속도가 빨라진다.

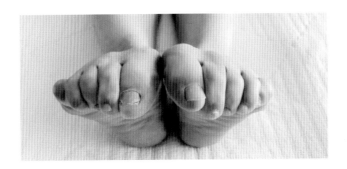

3. 발가락 다섯 개 구부다 스본과 스도

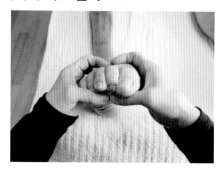

발가락 다섯 개가 걸으면서 신경계를 활성화하는데 발가락이 지면을 누르는 이 힘이 느리면 발끝부터 척추가 앞으로 휘어지고 경추까지 약해서 목이 앞으로 나와 있어서 목 근육이 아프고 허파에 산소공급이 모자라서 항상 피곤하고 내장기관도 문제가 생긴다.

당뇨병, 천식, 기관지염, 고혈압, 12시 6시 방향 무릎 통증이 있고 오래 서 있거나 앉았다 일어설 때 척추 K5 압박감이 있고 발이 붓고 피곤하다. 안쪽 복숭아뼈 밑에 있는 장무지굴근과 장지굴근 신경을 스도한다.
빨간 표시는 엄지발가락을 구부리는 신경이고 파란 표시는 나머지 발가락 네 개를 구부리는 신경이다.

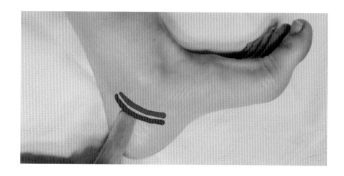

　　　　　　　　　　　　　　　　　　　경험으로 얻는 스본 스도

스도 시간은 0.3초~1초의 짧은 시간이고 스도하는 순간 발가락 방향으로 전기가 통하듯 찌릿찌릿하다. 발목에 물이 차서 인대가 안 만져지면 손으로 푸루기한다.

위의 빨강 표시 엄지발가락 구부리는 힘줄과 파랑 표시 나머지 네 개의 발가락 구부리는 힘줄은 그 자리를 누루기보다는 스도본구를 힘줄에 대고 복숭아뼈 방향으로 팅기듯 미루기를 한다.

하지만 물이 차 있거나 안쪽 복숭아뼈가 볼록하지 않고 평평한 사람은 인대나 힘줄도 깊숙이 자리 잡아서 만져지지 않는다. 다리 쪽을 스본 스도 하다 보면 발가락 속도는 빨라지므로 무리해서 반드시 미루기를 해야 하는 포인트는 아니다.

하지만 섬유근육통이나 다발성경화증에는 빛과 같은 포인트이다. 시술, 수술하지 않고 약 복용을 하지 않았다면 이 포인트만으로도 전신의 힘이 거의 들어온다.

섬유근육통이나 다발성경화증은 스본 스도 간격이 길어야 한다. 오랜 기간 근육이 일을 못 하다가 다시 일을 시작하게 되니 회복되는 시간이 반드시 필요하다. 상태마다 달라서 며칠 몸살이 있을 수 있고 많이 힘들었던 사람일수록 회복되는 기간이 오래 걸리기도 한다.

2주나 3주 간격으로 기운이 완전히 회복되고 나서 스본 스도를 해야 한다.

4. 엄지발바닥 미는 힘 스본과 스도

상대방이 엄지발가락을 몸쪽으로 당긴 상태에서 엄지발가락 관절의 밑바닥 종자골 부위를 밀어본다. 이 힘이 느리면 무릎 안쪽 통증이 있다.

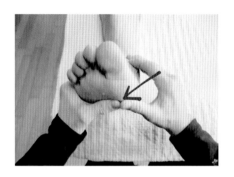

한쪽 힘이 없으면 무릎 안쪽 통증, 요추 4, 5번, 천추 1번이 문제가 있다.

양쪽 힘이 없을 때는 경추, 어지럼증, 뒷골 통증도 있을 수 있다.

안쪽 중족골과 설상골 사이 설상골과 주상골 사이 관절을 누르기한다.

이 부위를 스도하면 다리 밖으로 미는 바미다 속도도 빨라진다. 누르기할 때 강한 힘으로 누르는 게 아니라 속도를 빠르게 해야 힘이 들어온다. 1초 이내의 속도로 콕! 한 번씩만 누르기한다.

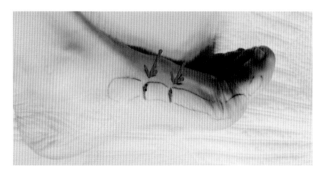

중족골과 설상골, 설상골과 주상골 사이 관절

조금 아래 이 부위를 밀어도 밀리지 않아야 발바닥은 대칭 상태가 된다. 엄지발가락 구부리는 힘이 아직 약하면 이 힘도 느리다.

장비골근 신경을 1초 이내의 속도로 누루기 한 후 다시 스본 해보면 힘이 강해졌다.
엄지발가락 구부리는 힘을 다시 한번 확인하는 스본이기도 하다.

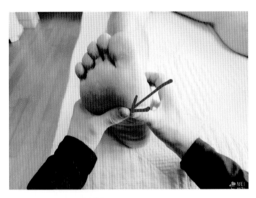

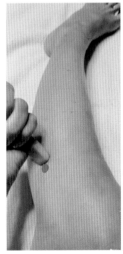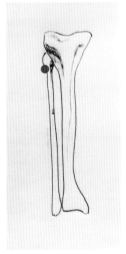

장비골근 기시점

5. 둘째 발가락 구부다 스본과 스도 1

둘째 발가락은 발볼이 좁은 신발을 신어서 엄지발가락 위에 올라가 있는 경우가 많다.

발가락 다섯 개를 한꺼번에 밀어보면 잘 모르고 지나칠 수가 있다. 반사 속도가 느린 경우가 많아서 둘째 발가락만 따로 밀어 본다.

밀어본다기보다 들어 올려 본다.
둘째 발가락 양쪽 모두 힘이 없으면 척추나 경추의 변경으로 두 손가락에 장애를 일으킨다.
한쪽 발가락만 힘이 없으면 디스크가 나타난다.

둘째 발가락 힘이 느리면 반대쪽 허벅지의 바깥쪽 외측광근 힘도 속도가 느리다.

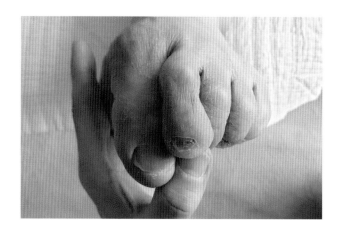

둘째 발가락 구부리는 속도가 느리면 반대쪽 상승모근 기시점을 1초의 속도로 누르기 한 다음 경추 양옆 근육도 0.5초의 속도로 1~2회 누르기 한 후 푸루기를 한다.

누루기할 때는 뼈를 누르지 않도록 스도본구 사용을 조심해야한다.

고장 난 발가락의 반대쪽을 스도한다.

왼쪽 둘째 발가락 힘이 약한 경우 후두 신경은 오른쪽을 스도한다.

머리 쪽 스도는 하체 스도를 마친 후 하체 힘이 빠른 상태에서 해야 힘이 풀리지 않는다.

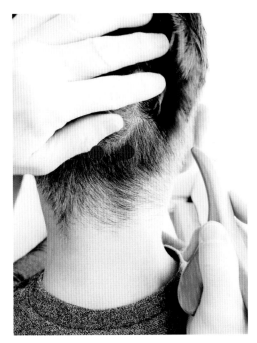

상부 승모근 기시점

둘째발가락 구부다 스본과 스도 2

발등의 두 번째 발가락 힘줄 사이를 미루기한다. 홈이 파인 스도본구를 발가락 힘줄에 대고 벌레가 기어가듯 빠른 속도로 누르면서 올라간다. K8 감각이라서 3초 이내로 끝낸다.

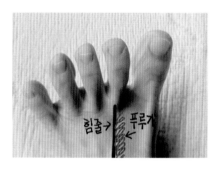
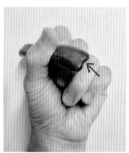

둘째 발가락에 힘이 빠라지면 반대쪽 허벅지 바깥쪽 힘인 발목 안으로 돌려 높이 오리다 힘도 빠라진다.

반대쪽 팔의 외측 근육의 반사 속도도 빠라진다.

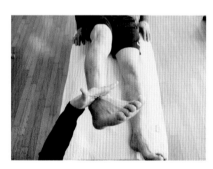
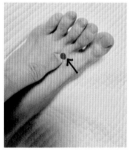

또 다른 방법은 발등 둘째발가락 세 번째 관절인 중족지관절 바로 아래를 엄지손으로 강하게 누르기를 하고 중족골 발등을 눌러서 아픈 부위를 푸루기해도 힘이 강해진다. 아프면 이삼 분 푸루기 후 쉬었다가 다시 푸루기를 한다.

경험으로 얻는 스본 스도

6. 셋째 발가락 구부다 스본과 스도

좁은 신발 안에서 두 번째 발가락과 마찬가지로 세 번째 발가락도 힘이 없는 사람이 많다. 많이 고장 난 사람은 발가락이 위로 떠 있지만, 안 떠 있는 발가락은 힘이 있는지 발가락을 한 개씩 밀어봐야 한다.

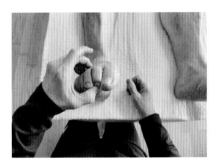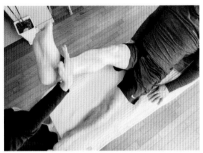

세 번째 발가락 힘이 느리면 반대쪽 다리 안쪽 허벅지 스본인 발목 밖으로 돌려 다리 높이 오리다 힘이 느리다.

발등의 세 번째 발가락 힘줄에 홈이 파인 스도본구를 대고 미루기한다. 발등 위 세 번째 관절을 엄지손가락으로 눌러 푸루기하고 스도본구로 앞발바닥을 푸루기하면 K8 감각이 K5로 떨어진다.

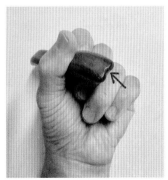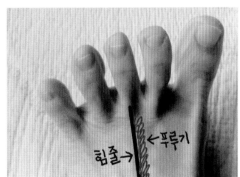

힘줄→ ←푸루기

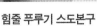
힘줄 푸루기 스도본구

발등에 물이 찬 사람들은 인대가 보이지 않는다. 발등의 세 번째 관절 바로 아래를 엄지손으로 강하게 누루기를 한 후 푸루기를 해도 힘이 들어온다.

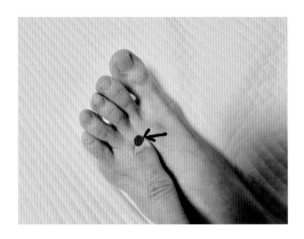

발등 전체를 손으로 꾹꾹 눌러서 푸루기를 한다. 양쪽 5분 누루기 후 다시 5분 정도 누루기 하면 K8이었던 감각이 K5 정도가 된다.

7. 발가락 당기는 아다다 스본과 스도

발가락을 당겨보는 스본이다. 발가락이 땅을 딛는 작용 그리고 뻗는 반작용은 힘이 똑같아야 한다.

건강한 발가락은 몸무게를 순간적으로 들어 올리는 힘을 낸다. 발가락 힘은 열 살이 넘은 어린이나 성인 남자나 여자나 순간적으로 대응하는 빠른 힘은 거의 똑같다. 발가락은 자신의 몸을 들어 올리는 힘을 내기 때문이다.

발가락이 구부려서 땅을 디디는 힘은 의식이 되지만 내차는 힘은 무의식이라서 힘이 쓰이고 있는지도 모른다.

무의식 속에 사용되는 근육인데도 강한 힘을 낸다.

발가락 구부리는 힘이 강해도 바닥을 내차는 이 힘이 느린 경우가 많다. 내차는 힘이 강해져야 디디는 힘도 강해진다.

엄지발가락과 나머지 발가락을 따로 스본한다.

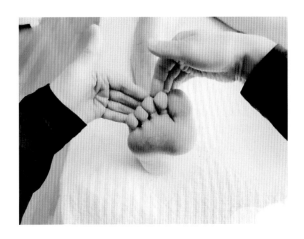

전경골근과 장지신근 기시점은 무릎 바깥쪽 바로 아래 폭 들어간 부위이고
누루기 하면 발등 당길 때 버티는 힘이 빨라진다.

장무지신근 기시점을 누루기 후 발목까지 푸루기를 한다.
발목의 폄근지지띠를 누루기 후 푸루기한다.

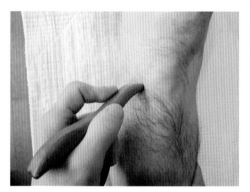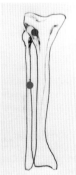

노란 점은 장지신근, 빨간 점은 전경골근, 파란 점은 장무지신근

전경골근과 장지신근 포인트를 한 번에 스도 할 때는 스도본구의 방향을 바
꿔서 1초 이내의 속도로 꾹! 꾹! 한 번씩 누루기를 한다.

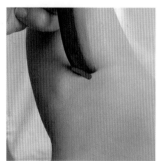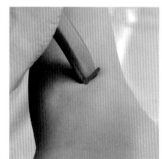

장지신근 기시점   전경골근 기시점

경험으로 얻는 스본 스도

엄지발가락 첫째 마디 당기는 스본과 스도

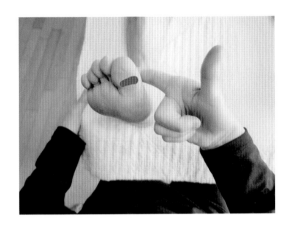

엄지발가락 힘은 스본 스도에서 가장 중요한 핵심이고 그 힘은 엄지발가락을 구부리는 힘, 당기는 힘, 엄지발가락을 몸쪽으로 당겼을 때 바닥 쪽 볼록한 종자골 부위를 밀어보는 스본이다. 건물의 주춧돌과 같아서 엄지발가락이 고장 나면 건물이 기울 듯이 엄지발가락 힘의 반사 속도는 우리 몸의 모든 관절과 내장기관까지 영향을 준다.

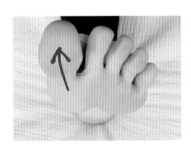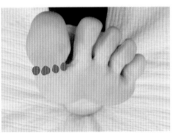

쓸어올림   꾹꾹 누루기

엄지발가락 아래를 스도본구로 5회 정도 빠르게 쓸어 올리거나 5회 정도 꾹꾹 누루기를 해도 엄지발 당기는 힘이 빨라진다.

엄지발가락 끝부분 당기는 스본과 스도 1

엄지발가락 발톱 끝부분을 당기는 스본인데 강하게 당기기보다는 탄성을 느껴보는 스본이다. 많이 고장 난 경우에는 중간 마디가 꺾여서 꺼떡거린다.

첫째 관절이 앞으로 힘없이 꺾이면 반대편의 대퇴이두근 정지점 비골두 머리를 누루기하면 엄지 끝부분을 당기는 힘이 빨라진다.
속도가 느린 발가락의 반대편 대퇴이두근 정지점을 스도한다.

반대쪽 대퇴이두근 느린 힘을 빠르게 하는 스본이기도 하다.
엄지발가락 구부리는 힘이 더 강해진다.

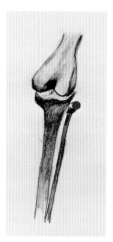 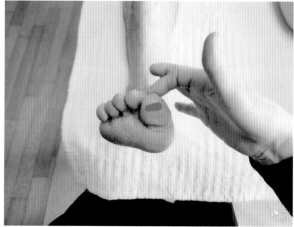

대퇴이두근 정지점

경험으로 얻는 스본 스도

엄지발가락 끝부분 당기는 스본과 스도 2

엄지발가락의 발톱 끝부분을 당겨본다. 짱짱해야 한다.

힘이 느리면 앞으로 꺾어진다.

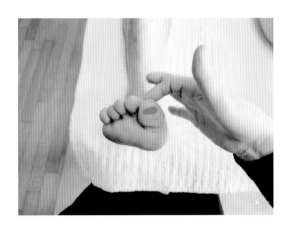

반대쪽의 장경인대를 스도해도 힘이 빨라진다.

무릎 위 바깥쪽 빨간 표시 부분을 간격을 두고 두드리듯 세 번 정도 깊게 누르기를 한다. K8 이상. 누르기 후 푸루기를 한다.

두껍고 굵은 인대일수록 빠르고 짧게 두드리듯 누른다.

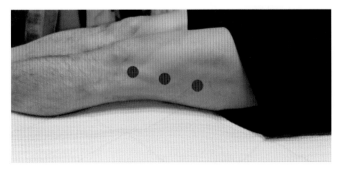

장경인대-기시점 가까이

8. 발가락 네 개 당기는 아다다 스본과 스도

엄지발가락과 같이 당기면 정확한 스본이 될 수 없어서 발가락 네 개를 따로 당긴다.

버티지 못하고 힘없이 앞으로 구부려지는지 확인한다.

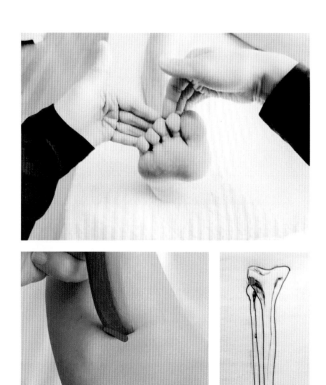

장지신근 기시점

무릎 바로 아래 바깥쪽 만지면 폭 들어간 자리(스도본구 방향) 장지신근 기시점을 1초 이내의 속도로 꾹! 한 번만 누루기를 한다.

경험으로 얻는 스본 스도

발가락 당기는 힘이 아직 느리다면 벨트처럼 발목에 가로로 놓여있는 폄근 지지띠를 0.3초~2초 이내의 속도로 2~3회 누루기한다.

발가락은 구부리는 힘과 당기는 힘이 똑같아야 한다.

발가락 당기는 힘이 느리면 발목부터 종아리와 다리 전체에 물이 차고 오래 걷지 못하고 쉽게 지친다. 발가락 네 개 당기는 힘이 강하면 손가락 네 개 당기는 힘도 똑같이 강해진다.

당기는 힘이 다시 느려졌다면 신발 끈을 확인한다.

끈이 너무 헐겁거나 끈 없는 신발을 신었을 때 발등을 잡아주지 않으면 발가락 당길 때 대응하는 힘이 약해진다.

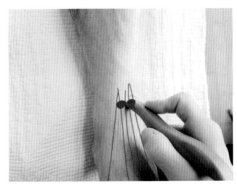

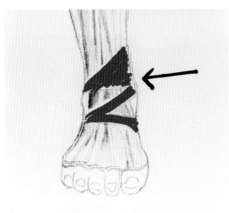

9. 둘째발가락 당기는 스본과 스도(굽힘근지지띠)

대부분 둘째 발가락 (중족지관절에서부터) 당기는 힘이 없다.

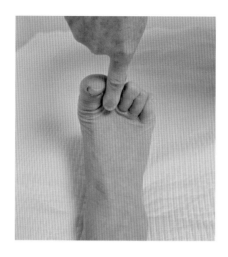

안쪽 봉숭아뼈와 발꿈치뼈 사이에 있는 굽힘근지지띠를 미루기한다. K8 감
각이라서 빠르게 누루기한다. 발목 터널의 힘줄들과 신경을 고정하는 인대
이다. 발목 밖으로 돌려 오리다 힘, 둘째 손가락 당기는 힘도 빨라진다.
발가락부터 여러 부위 빠른 힘을 스본으로 확인한다.

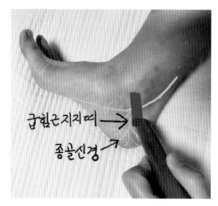

발목 굽힘근지지띠

10. 발바닥 굳은살 위치와 원인

발가락 힘의 속도에 따라서 발바닥에 굳은살이 생긴다.

1번 - 엄지발가락이 좌우로 움직이지 못하여 구두에 밀려서 마찰로 생긴 굳은살이다.

2번 - 엄지발가락 구부리는 힘이 약하여 지면을 누르는 속도가 느려서 생긴 굳은살이다.

3번 - 엄지발가락 두 번째 관절 바닥 면을 밀었을 때 속도가 느리면 생긴다.

4번 - 발가락 다섯 개의 힘이 약하여 지면을 닿은 속도가 느릴 때 넓게 두꺼운 피부층이 생긴다.

5번 - 새끼발가락 구부리는 힘이 약해서 지면에 눌러서 생긴 굳은살이다

6번 - 엄지발가락이나 엄지 벌림근이 약해지면 중량이 바깥쪽으로 이동하면서 관절이 밀려나고 굳는 살이 생긴다.

결국, 발가락 다섯 개의 속도가 빨라지면 각질이나 굳은살이 점점 퇴화된다.

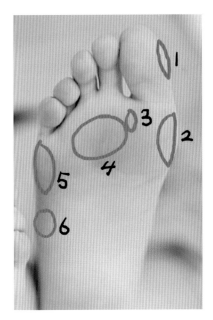

발바닥 굳은살 위치

11. 발등 당기는 아다다 힘 강화되는 스도

전경골근과 장지신근 기시점에 붙은 힘줄을 1초 이내의 속도로 각각 1회 미루기를 한 후에 강하게 당겨서 발가락 당기는 힘을 강하게 하는 스도이다. 경직된 아킬레스를 이완시켜서 통증을 낮게 하는 스도이기도 하다.

미루기나 누루기 할 때 2초를 넘기거나 여러 번 누루기 하기보다는 짧게 1초 이내로 1회만 한다. 처음에는 좀 더 긴 시간 약하게 여러 번 누루기를 하거나 손으로 누르면서 감각을 익히는 과정이 필요하다.
스도너의 무릎에 뒤꿈치를 댄 상태에서 강하게 10초 이상 당긴다.
무릎은 떠 있지 않도록 바닥에 댄다.

이 힘이 빨라지면 올라가는 힘인 계단을 오르거나 등산할 때 힘들지 않고 걷는 속도도 빨라진다.

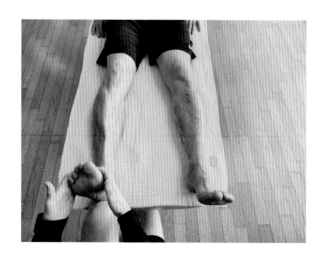

전경골근과 장지신근 한 번에 스도하기

무릎 바깥쪽 아래 옴폭 들어간 자리에 두 개의 기시점이 자리 잡고 있다. 빨간 점은 전경골근, 노란 점은 장지신근이다. 전경골근은 몸의 체중 지지에 중요한 역할을 하고 이 힘이 느리면 계단 올라가기가 어렵다.

장지신근은 발가락 다섯 개가 위로 뻗는 작용을 한다. 이 힘이 고장 나면 펌프질을 못 하여 발목과 다리에 물이 찬다. 스도본구를 사선으로 힘줄에 대고 방향을 바꿔 1초의 속도로 꾹! 한 번씩 누루기한다.

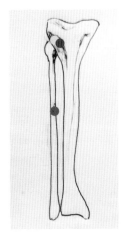

장무지신근

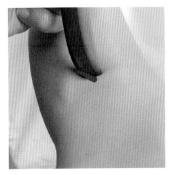

장지신근

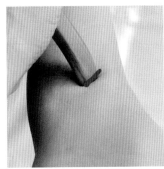

전경골근

발가락 힘은 발부터 턱관절까지의 속도에 영향을 준다.

발가락은 몸을 순간적으로 들어 올리는 힘이 있다.

발가락 움직임에 따라서 우리 온몸의 근육이 움직여진다.

노쇠 현상은 제일 먼저 발가락에서 일어난다.

발가락은 혈액량을 제일 많이 수송한다.

발가락 힘이 강하면 혈액을 5배 10배까지 수송한다.

발가락이 튼튼하면 몸에 혈액량이 많다.

발 근육이 강하면 상체, 경추, 척추 근육도 강하다.

발가락 힘이 약하면 머리가 앞으로 숙어져서 경추 근육 작용이 약해지고
   머리로 혈액순환이 이루어지지 못하여 두뇌 혈액량이 줄어서 치매, 파킨
   슨 현상이 일어난다.

발가락 힘이 느리면 흉쇄유돌근이 약해져서 갑상선 문제가 발생한다.

스본 스도는 쉬운 것 같으나 처음엔 유튜브로 기초 공부를 해야 해요. 기
   초가 약하면 실수가 많아요.

요술은 나만이 할 수 있는 것, 스본 스도는 요술이 아니다.

12. 발목 스본과 스도

발끝부터 발목 위의 부위까지 고장 나 있는 부위를 찾는 스본이다. 다리를 올린 상태에서 발끝을 잡고 발목 부위의 힘이 헐렁한지 짱짱한지 느껴 본다.

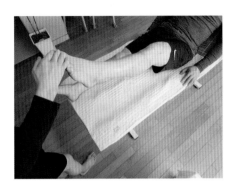

발목이 고장 나면 척추와 경추까지 온몸이 고장 난다.

발목 어느 부위가 고장 났는지 다쳤었는지 스본으로 찾으면서 스도한다.

첫 번째 스도는 발목 안쪽인 후경골근신경과 바깥쪽인 비골신경을 찾아 스도하고 놓여있는 발 모양이 대칭 상태가 아닐 경우 발목 주위를 만져서 경직됐거나 통증이 있는 부위를 찾아 누르기와 푸루기를 한다. 때로는 발바닥 부위 힘줄을 푸루기해도 힘이 들어온다.

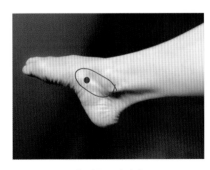

후경골근정지점

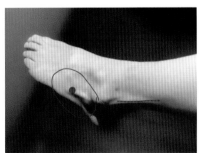

단비골근정지점

발목을 높이 올렸을 때와 낮게 올렸을 때 스본

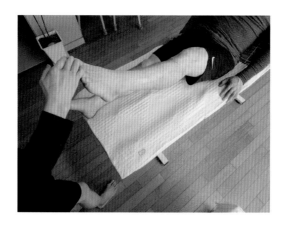

위 스본에서 발을 낮게 올렸을 때 힘이 없으면 아래폄근지지띠를 누루기하
고 발을 높이 들어서 스본했을 때 힘이 없으면 위폄근지지띠를 누루기한다.
발목의 경직도에 따라 1초 이내의 속도로 강하게 두 번 정도 누루기한다.
아래폄근지지띠 포인트는 발목 접히는 옴폭 들어간 부위이다.

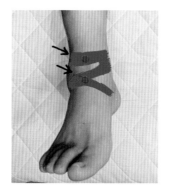

발목폄근지지띠

지지띠는 단단하고 질기지만 종아리 근육이 고장 나서 굳거나 오그라들면
마찰과 염증으로 약해져서 발등의 인대도 신축성이 줄어든다.

경험으로 얻는 스본 스도

중족골두 부위 스도

중족골두 가까이에 있는 뼈의 옆부분 2센티 정도를 누루기 하면 반대쪽 발목 힘과 새끼발가락 힘이 빨라진다. 뼈 위라서 스도본구를 사용하지 않고 엄지손가락으로 미루기와 누루기를 한다. 손가락 힘이 약한 사람은 스도본구를 이용해서 2분 정도 푸루기를 한다.

K8 감각이라서 오래 할 수가 없다. 엄지손가락으로 5초씩 두 번 정도 강하게 문지른다.

반대쪽 발목 힘과 새끼발가락 힘이 강해진다.

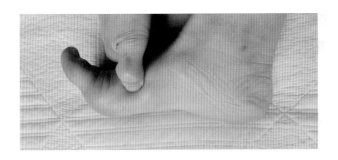

우리 몸의 중심을 잡아주는 신경이 많이 모여있는 중족골두부터 설상골, 주상골까지 눌러서 통증이 있다면 가끔 스스로 푸루기를 해도 좋을 듯하다.

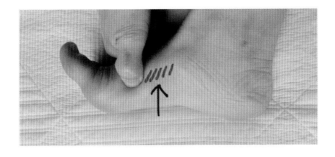

발뒤꿈치 잡고 발목 아미다 바미다 스본 스도

뒤꿈치를 꽉 잡은 상태에서 상대방이 발목을 밖으로 밀었을 때 스도너는 안으로 밀면서 반사되는 힘의 속도를 느껴 본다.

스도너가 발목을 밖으로 밀 때 무릎이 들리거나 고관절이 흔들리거나 상체까지 움직인다면 그만큼 수기 기간이 길었거나 몸이 많이 상한 상태이다.

상대방은 발목을 밖으로 밀고 스도너는 안으로 밀면서 안쪽 허벅지가 흔들리는지 확인한다. 흔들리면 후경골근 힘줄을 1초의 속도로 강하게 1~2회 누루기한다. 중족골, 설상골, 스프링 인대 등 발의 아치 부분도 확인하면서 푸루기 해본다.
무릎 눌러서 아픈 곳을 찾아서 푸루기한다.
발목 바미다 힘이 빠르면 같은 쪽 팔목 바미다 힘도 빨라진다.

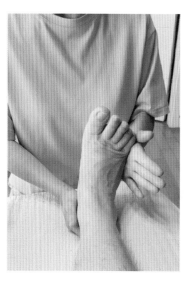
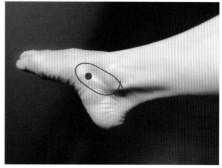

경험으로 얻는 스본 스도

뒤꿈치를 꽉 잡은 상태에서 상대방은 발목을 안으로 민다.

안으로 밀었을 경우 힘이 느리면 바깥쪽 단비골근 힘줄을 0.3초의 속도로 1~2회 누루기한다. 아직 힘이 느리면 종아리 바깥쪽 장비골근과 단비골근 힘줄을 따라서 무릎 위까지 푸루기한다. 뒤꿈치 비골지지띠를 누루기 하면 힘이 빨라지기도 한다.

발목이 많이 고장 나 있는 상태에서 스도너가 너무 강하게 밀면 발목을 다칠 수 있다. 스본은 힘겨루기가 아니라 상대방이 미는 비슷한 속도로 누르거나 밀면서 반동 되는 순간 힘을 느끼는 것이다.

발가락부터 발목까지는 균형을 잡아주는 신경이 무수히 많아서 발가락에 밴드만 감아도 순간 속도가 느려진다.

스본 스도한 후에는 압박되지 않더라도 붕대나 테이프로 몸을 감거나 고정하면 온몸의 속도가 느려진다.

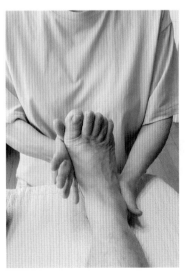
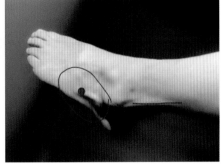

발목 폄근지지띠 스본과 스도

종아리에서 발등 쪽으로 가는 혈관, 신경, 장지신근, 장무지신근, 전경골근 힘줄들을 서로 얽히고 벌어지지 않게 고정해 주는 지지띠이다. 위폄근지지띠는 안쪽 경골과 바깥쪽 비골에 부착되어있다. 위폄근지지띠는 만져서 딱딱한 부위를 아래 지지띠는 앞 발등 폭 들어간 부위를 누루기한다. 현대인들은 평평한 지면 위에서만 걷고 작은 신발을 신고 살아서 지지띠의 기능이 떨어져 있고 발등의 힘줄들은 유동성이 떨어져 균형에 문제가 생긴다.

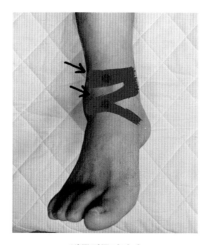

발목폄근지지띠

폄근지지띠의 문제는 만졌을 때 통증이 있기도 하고 경직된 느낌도 있지만 대부분 불편함을 모르고 지낸다. 폄근지지띠 빨간 점 부분을 스도본구로 강하고 짧게 누루기한다. 발등의 인대 늘어나는 신축성이 좋아진다. 발목 오리다 힘과 여러 부위에 힘이 들어오기도 한다.

13. 허수아비 스본

양팔을 벌린 상태에서 환자는 서서히 팔을 올리고 스도녀는 손목을 누르면서 대응하는 상대방의 순간 힘을 스본한다. 이 힘이 느리면 팔심이 버티지 못하여 흔들거린다.

이 스본으로 반대쪽 발목 상태를 다시 한번 확인한다.

발목이 튼튼해야 팔도 튼튼하다.

오른쪽 손목 스본은 왼쪽 발목 상태이고 왼쪽 손목 스본은 오른쪽 발목이 고쳐졌는지 확인이 된다.

오른쪽 허수아비 스본 했을 때 힘이 느리면 다시 왼쪽 발목을 섬세하게 스본 스도한다.

허수아비 스본은 발목의 윗부분, 바깥쪽, 안쪽 세 힘의 반사 속도가 빨라야 벌린 팔심의 속도가 빠르다.

발목이나 발끝 스본보다 더 섬세하다.

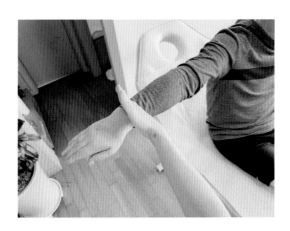

14. 발목 유연성 스본과 스도

한 손으로 발뒤꿈치를 받치고 발을 잡고 앞뒤로 움직여 본다. 발목 부위 통증과 유연성을 스본한다.

경직된 부위는 푸루기로 빠르게 좋아지지만, 근육이 없어져서 흐물거리는 유연성일 경우에는 좋아질 때까지 시간이 걸린다.

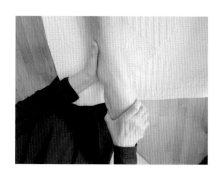

경직된 엄지발가락 관절을 푸루기한다. 엄지발가락 힘줄을 발목까지 도구로 푸루기한다. 안쪽 복숭아뼈와 전경골근 힘줄 사이 만졌을 때 통증이 있는 부위를 누루기한다.

발목의 여러 힘줄과 지지띠가 마찰이 생기면서 유착되면 발가락 당기는 힘줄의 신축성이 줄어서 발가락 구부리는 속도가 느려지므로 발목 부위 지지띠를 누루기한다.

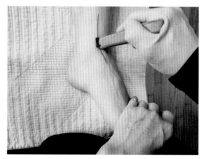 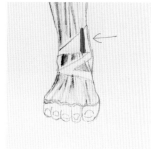

경험으로 얻는 스본 스도

발등 경직 스본 스도

발목을 지그시 눌러보면서 발등 경직도를 스본한다.
대부분은 왼쪽 발등이 경직되었고 누르면 땅기거나 아프다.

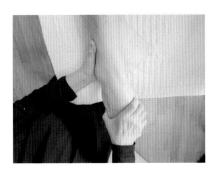

발등 경직 스본

오른쪽 엄지 두 번째 관절(중족지관절) 누루기와 엄지발가락 아래 종자골
부위를 푸루기하면 반대쪽 왼쪽 발등이 유연해진다.

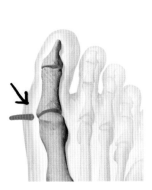

중족지관절

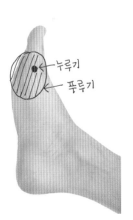

누루기
푸루기

발목을 잡고 좌우로 돌려서 압박감과 유연성을 스본한다.
발목을 잡고 안으로 돌릴 때 경직은 발목의 바깥쪽을 푸루기하고 발목을 바깥쪽으로 돌릴 때 경직됐다면 발목의 안쪽을 푸루기한다.

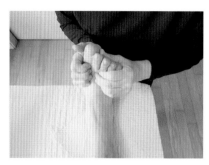 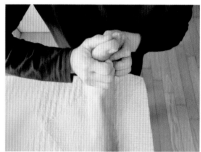

사자가 도망가는 짐승을 잡으려고 뛸 때 거친 바닥을 의식하며 뛰지 않는다. 도망가는 목표물만 보고 울퉁불퉁한 길을 달려도 발목 다치는 일은 없다. KSNS 무의식 신경에 의해서 발목이 다치지 않도록 조절하기 때문이다. 발목 삐는 일이 없는 사자처럼 인간의 발목도 튼튼하게 만들어졌다.
발목을 좌우로 움직일 필요 없는 편편한 아스팔트길을 걷고 발에 맞지 않는 신발을 신어서 발목이 약해진 것이다.
대부분 밖으로 돌릴 때 안쪽이 경직됐다. 안쪽을 스도한다. 안쪽 폄근지지띠가 부착된 경골 안쪽 빨간 점 부분을 누르기 후 푸루기한다.

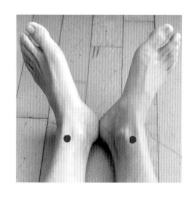

경험으로 얻는 스본 스도

15. 발바닥 전체 통증(발등, 발바닥 푸루기)

발가락 열 개의 속도가 빨라졌는데도 왜 건강해지지 않을까?

발볼 넓은 사람은 오랫동안 작은 신발 신어서 발의 26개 뼈가 용수철 작용
이 안된다. 발바닥 전체가 아프고 만성피곤증, 큰 힘을 내기 어렵고, 소화기
관이 안 좋고 혈액이 부족하여 피부가 약하고 건조하다.

발등이나 발바닥을 누르면 K8 감각이다.
발 관절 주위의 혈액순환이 안 되기 때문이다.
발이 고장 났다면 손도 발만큼 장애가 와서 힘이 없고 아프다.
엄지발가락 두 번째 관절 밑면과 나머지 발가락의 세 번째 관절 밑면인 앞
발바닥을 스도본구로 꾹꾹 누루기를 한다. K8.

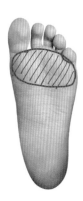 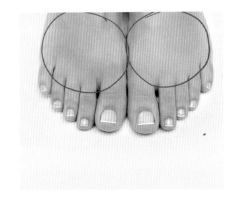

발바닥 밑면과 발등 푸루기

발등 부분은 도구를 사용하지 않고 엄지손가락으로 누루기했을 때 아픈 부위 모두 푸루기를 한다.

특히 발등 쪽 엄지발가락 두 번째 관절과 나머지 발가락 세 번째 관절 바로 아래를 엄지손가락으로 강하게 한 두번 문질 문질하면서 누루기를 한다. 그런 다음 발등을 눌러서 아픈 부위를 푸루기한다.

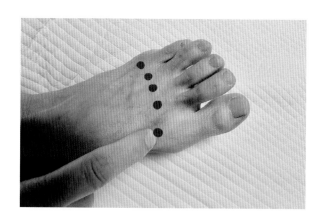

5분 푸루기 후 5분 쉬고 두세 번 푸루기 하면 K7, K8이었던 감각이 K4 이하로 떨어진다.

발의 근육과 힘줄과 인대가 건강해질 때까지 이삼 주 간격으로 푸루기를 한다. 무리하지 않고 조심히, 좋아져도 조심히 지낸다.

경험으로 얻는 스본 스도

16. 발목 굽힘근지지띠 푸루기

힘줄과 신경을 덮어서 고정하는 발목의 안쪽 굽힘근지지띠와 바깥쪽 비골
지지띠 아래 부위를 누루기한다.

거의 모든 사람은 화살표 위치를 손으로 만지면 단단하고 아프다. 스도 후
시간이 지나면서 아프지 않고 부드러워진다.

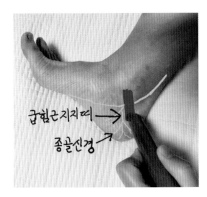

발목 굽힘근지지띠

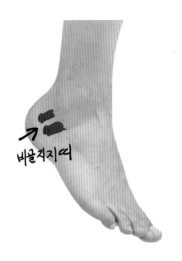

비골지지띠

힘줄과 신경이 압박을 받으면 발 쪽에 여러 불편함이 나타날 수 있다. 스도
본구로 1초 이내의 속도로 두세 부위 미루기를 한 후 푸루기한다.
스도본구가 날카롭지 않아야 다치지 않는다.

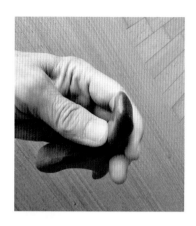

둘째 발가락 당기는 힘과 둘째 손가락 당기는 힘이 빨라진다. 여러 부위에
힘이 들어오기도 한다. 스본으로 확인해 본다.
발이 건강해지면 내장기관까지 연달아 건강해진다.

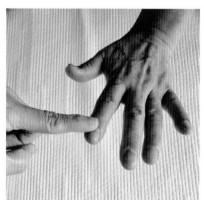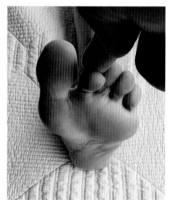

둘째 손가락과 둘째 발가락 당기는 힘이 강해진다

경험으로 얻는 스본 스도

발에 힘이 약해지면서 항상 피곤하고 흉곽이 앞으로 쳐져서 산소호흡이
적어서 얼굴 피부가 하얗게 된다. 다시 발힘이 강해지면서 얼굴 피부가 건
강한 혈색으로 바뀌고 온몸이 강하고 통증이 사라진다.

스본으로 원인 추적이 70% 중요성, 10% 스도, 10% 운동, 10% 생활습관이다.

몸이 스스로 완쾌시키고 다시는 재발이 없다.

수술, 약 없는 자연치유다.

발바닥 고장은 오래가요.

절대 달리기 금지, 아킬레스까지 고장 나면 큰일입니다.

천천히 걸으세요.

6개월 이상 걷는 운동. 정말 걱정스러워요.

취미를 잠시 멈추세요.

시간이 오래 걸리지만 점차 발가락과 발뼈들이 일하기 시작하고 온몸의
근육 신경이 살아나 건강한 근육이 된다.

초등학교 시절부터 좋아하던 음악이 있어요.

다 라라 랄라… 드보르작 신세계입니다.

고향을 그리면서 작곡된 심포니입니다. 잃어버린 우리의 자연스러운 삶
으로 돌아갑시다.

사랑과 기쁨이 기다리는 어린 시절 마음의 고향으로

그곳은 빛과 사랑이 충만합니다. 이혼, 싸움이 용서로 바뀌는 곳. 새로운
잃어버렸던… 신 세 계…….

17. 무릎 당기는 구부다 스본과 스도 1

무릎 당기는 힘이 약하면 배 근육이 약해 오줌소태나 치질, 탈장 등이 생길 수 있고 오래 앉았다 일어나면 허리가 아프고 오래 서 있으면 그쪽 허리가 아프다.

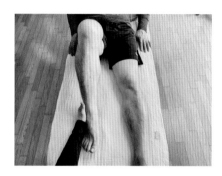

발바닥 엄지벌림근을 누루기하면 힘이 쉽게 들어온다. 오른쪽 무릎구부다 힘이 느릴 때는 왼쪽을 스도하고 왼쪽이 느리면 오른쪽을 스도한다.

엄지벌림근 위치를 1초 이내의 속도로 누루기한다. 위치를 바꿔서 3회 정도 누루기하면 쉽게 힘이 들어온다.

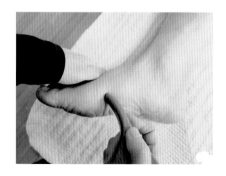

무릎 당기는 구부다 스본과 스도 2

무릎을 당기는 힘이 빨라지면 궁둥이 근육이 튼튼해져서 오래 서 있을 수 있고 오래 앉았다가 일어나도 허리가 안 아프다.

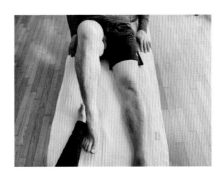

무릎을 조금 구부린 상태에서 무릎 뒤 바깥쪽 가자미근 기시점이나 비복근 기시점 가까이 힘줄을 미루기한다.
비골두 뒤 오돌오돌 만져지는 힘줄이고 손이나 스도본구로 짧고 강하게 1초 이내의 속도로 두 번 정도 바깥쪽으로 튕긴다.

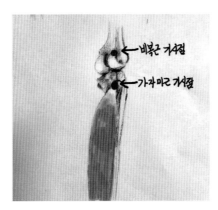

비복근, 가자미근 기시점

엄지벌림근 스도

스도는 마사지가 아니다. 빨간 표시 엄지벌림근을 짧은 순간 0.3초~0.5초 이내로 꾹! 두 번 정도 누루기하면 반대쪽 무릎구부다 힘이 빨라진다. 발꿈치뼈 안쪽 엄지 벌림근 기시점을 누루기하면 같은쪽 무릎구부다 힘이 빨라진다.

근육의 두께에 따라 0.3초일 수도 있고 1초일 수도 있다.

엄지발가락을 밖으로 벌렸을 때 단단하게 만져지는 근육이다.

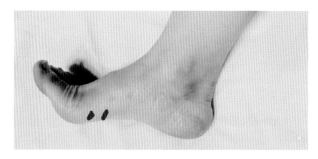

엄지벌림근

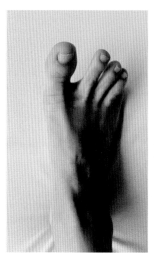 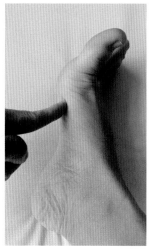

무릎 푸루기

무릎 통증은 흉터로 인하여 무릎 윗면에 있는 신경이 눌려서 일어날 수도 있다.

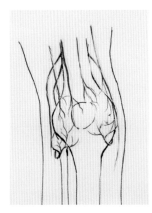 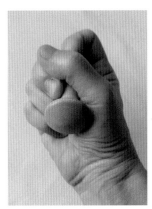

무릎 신경

수술한 흉터나 시술한 구멍 흉터를 찾아 눌러보면 K8 정도 아픈 흉터가 있다. 시술한 구멍 흉터는 손가락으로 눌러서 푸루기하고 수술 부위는 손으로 꼬지기한다.

흉터가 안 보여도 눌러보면 숨어있던 통증이 나타난다. 무릎 부위는 미끄러우므로 스도본구 둥근 부분으로 샥샥샥 긁듯이 푸루기를 한다. 스도할 때 피부가 붉게 변하는 부위가 고장 난 부위이고 10분 정도 지나서 다시 푸루기하면 통증이 거의 없어진다.

어릴 때나 수십 년 전에 다친 부위라도 푸루기한다. 살짝 눌렀는데도 K7 이상 통증을 느낀다면 고장 났기 때문이다. 푸르기 한 후에 다리 오리다 힘과 발가락 힘이 빨라져 있는 경우가 많다.

빨간 점 포인트는 엄지손가락으로 깊게 눌러 1분 정도 푸루기를 하고 노란색 슬개골 주위 인대는 통증이 있는 부위를 찾아 손으로 2분 푸루기하고 쉬고 다시 2분 정도 푸루기를 한다. K8 통증이 K5로 떨어지면 된다.

무릎 위 슬개골 주위는 모서리가 둥근 도구를 사용해서 빠른 속도로 무릎 피부를 긁으면서 통증을 찾아 1~2분 푸루기 후 쉬었다가 다시 1분 푸루기하면 통증이 떨어진다.

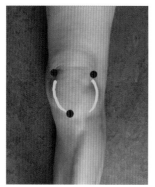
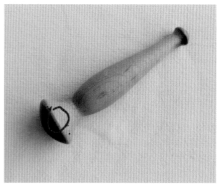

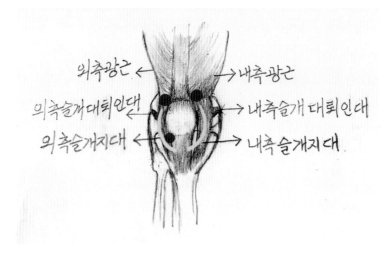

경험으로 얻는 스본 스도

18. 뒤꿈치 누르는 스본과 스도

스도너 손 위에 상대방이 뒤꿈치를 올리고 서서히 누른다. 스도너는 상대방의 뒤꿈치를 위로 들면서 힘을 측정한다.

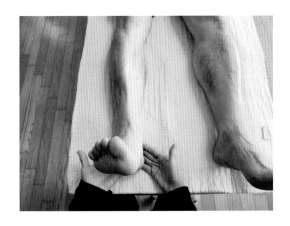

무릎 구부리는 힘이 빨라지면 뒤꿈치 누르는 힘도 빨라진다. 엄지벌림근을 누르기 하거나 가자미근, 비복근 기시점 가까이에 붙은 힘줄을 스도한다.

스도로 이루어진 반사 속도는 상대방의 뒤꿈치를 들지 못하는 엄청난 힘이다. 물론 일반적인 힘을 사용한다면 누구라도 들 수 있지만 0.3초의 힘을 느끼는 스도너라면 연약해 보이는 사람의 뒤꿈치도 들어 올리기 힘들다.

뒤꿈치 누르는 힘이 약하면 아침에 일어났을 때 K4, K5 정도 허리 통증이 있다. 뒤꿈치 누르는 힘은 잘 때 허리가 구부러지지 않도록 무의식 속에서 밤에도 일하는 근육이다. 너무 푹신한 침대에서는 뒤꿈치가 눌러주지 못해서 아침에 일어나면 허리가 아프다.

뒤꿈치 누르는 힘이 느리면 오래 서 있거나 앉았다 일어서면 압박감이 있고 두 발 중 약한 쪽은 수시로 압박감이 나타난다.

19. 발을 밖으로 내차는 바내다 스본과 스도

스도너가 상대방의 발등을 누르고 있을 때 상대방은 발을 위로 내찬다. 내
차는 순간 힘의 속도를 느끼는 스본이다.

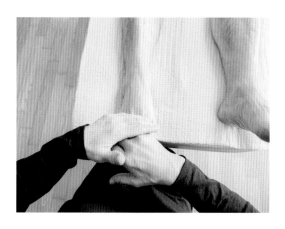

바내다 힘은 자신의 몸을 들어 올릴 수도 있는 힘이라서 산에서 하산할 때
몸무게를 용수철처럼 받쳐 준다.
이 힘이 느리면 산에서 내려갈 때 무릎 정면이 아프다.

또 다른 스본 방법은 스도너가 손의 힘을 빼고 상대방의 발 위에 손을 살짝
올려놓는다. 상대방이 발목을 빠르게 내차는 순간 스도너는 가슴이 반동하
는 속도를 느껴 본다.
이 스본 방법은 바내다 힘을 더 섬세하게 느낄 수 있다.

경험으로 얻는 스본 스도

무릎 바로 아래 안쪽 거위발건 정지점을 미루기 한 후에 정강이뼈 안쪽을 발목까지 손으로 누르면서 물이 차 있거나 상처 부위가 있으면 푸루기한다. 봉공근, 박근, 반건양근 세 개의 힘줄이 모여 있는 거위발건은 아래에서 위로 한꺼번에 미루기를 한다.

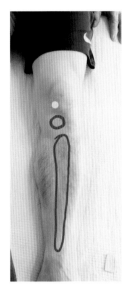 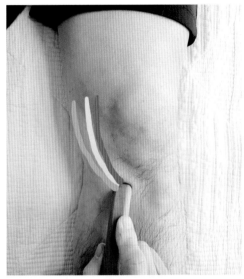

거위발건

거위발건 위 노란 점 부위 무릎 신경도 아픈 경우가 많다. 엄지손가락으로 푸루기한다.

세게 눌러서 아픈 게 아니라 고장 났기 때문에 아프다.

안 아플 때까지 푸는 게 아니라 통증이 반 정도 떨어지면 나머지는 움직이면서 신경이 활성화된다.

한쪽이 더 고장 났고 고장 난 쪽은 아프다.

오금 아래에 비취타월을 돌돌 말아 받치고 발등을 눌러 무릎에서 발목까지 버티는 힘을 스본한다.

발목을 눌렀을 때 짱짱하지 않고 쿨렁쿨렁하면 고장 난 상태다.

거위발건과 정강이 안쪽을 눌렀을 때 통증을 느끼는 부위 푸루기한 후 무릎 전체 아픈 부위를 푸루기한다.

아직 힘이 덜 들어왔다면 전상장골극에 붙은 봉공근 기시점을 미루기한다. 힘줄이 세로로 있고 미끄러우므로 도구를 대고 가로 방향으로 너무 강하지 않게 1초 이내의 속도로 튕기듯 1회 미루기를 한다.

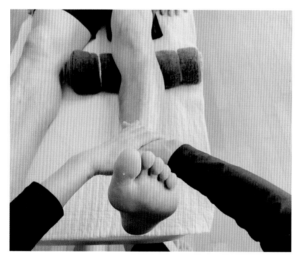
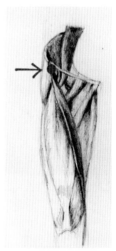

봉공근 기시점

경험으로 얻는 스본 스도

20. 다리 밖으로 미는 바미다 스본과 스도 1

무릎 안쪽 통증일 때나 고관절이 약한 사람은 이 힘이 느리다.

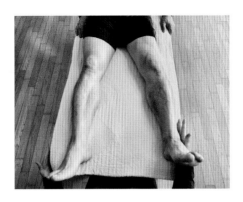

무릎 안쪽 통증일 때 스도하는 중족골, 설상골 포인트를 누루기하면 바미다 힘이 강해진다.

0.3초~1초 이내의 속도로 누루기를 한다.
강하게 누르지 않고 한 번만 누루기해도 된다. 중요한 건 누르는 속도이다.

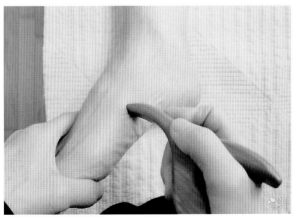

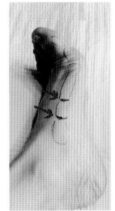

다리 밖으로 미는 바미다 스본과 스도 2

무릎 슬개골을 지지하고 있는 바깥쪽 인대 부위를 미루기해도 다리 밖으로 미는 바미다 힘이 들어온다.

피부 바로 아래에 있으므로 주먹 쥔 손가락 관절로 미루기를 해도 된다. 빠른 힘은 강하게 눌러서 만들어지는 게 아니라 누르는 속도가 중요하다. 빠른 힘은 1초 이내에 깨어난다.

위치를 확인한 후에 스도본구로 위아래로 튕기듯이 한 번만 미루기하면 힘이 들어온다.

발목 바도다 힘, 4지 5지 발가락 힘, 다리 밖으로 미는 힘, 무릎 당기는 힘, 배 근육은 서로 유기적이라서 그중에 하나의 신경이 고장 나면 모두 천천히 일해서 고관절이 염증을 일으킨다.

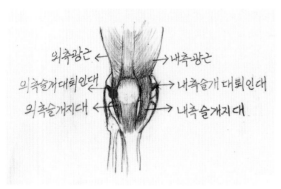 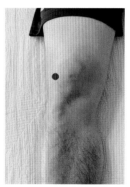

무릎바깥쪽인대

21. 다리 안으로 미는 아미다 스본과 스도 1

안쪽 무릎 통증이나 X 다리인 경우 이 힘이 느리다.

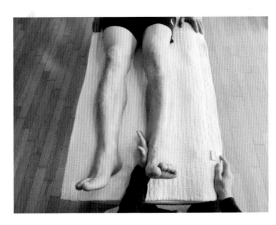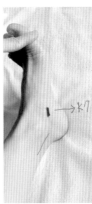

후경골근 힘줄을 1초 이내의 속도로 꾹! 한 번만 미루기한다.
후경골근 힘줄은 엄지발가락을 안으로 밀었을 때 만져지는 강한 힘줄이다.

무릎 안쪽 거위발건을 미루기하고 발등을 몸쪽으로 당겼을 때 무릎 위 안쪽
폭 들어간 내측광근 정지점 위치를 1초 누루기한다. 누루기는 힘의 강도보
다 속도가 중요하다.

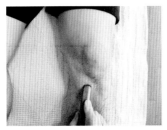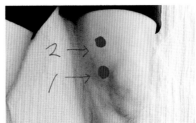

다리 안으로 미는 아미다 스본과 스도 2

다리 안으로 미는 힘은 무릎 안쪽에 만져지는 인대 미루기만으로 힘이 쉽게
들어오기도 한다.

피부와 가깝게 있는 인대라서 손으로 만져 보면 떨걱거린다.

손으로 미루기하거나 스도본구로는 가볍게 튕기듯 미루기한다.

고장 났을 땐 K7 감각이다.

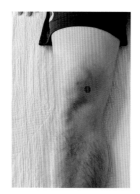 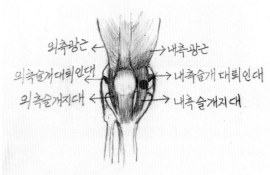

무릎안쪽인대

경험으로 얻는 스본 스도

22. 왼쪽 발목을 밖으로 돌리는 바도다 스본과 스도

거의 모든 사람은 왼쪽 발목 바도다 힘이 없다.

바도다 힘이 없으면 발목을 쉽게 삔다. 몸의 근육을 한쪽으로 기울게 하여 내장기관까지 고장이 난다.

심장부전증, 심장마비, 고혈압, 만성 위장염, 설사나 변비 증상일 경우 이 힘이 느리다.

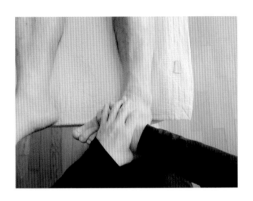

왼쪽 엄지발가락 빠른 힘을 만들고 엄지 벌림근과 중족골, 설상골 그리고 발목 안쪽 후경골근 정지점과 봉공근까지 안쪽을 스도한 후 무릎 위 외측광근을 K7, K8로 스도한다.

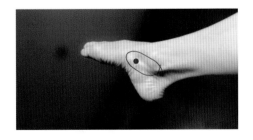

안쪽 종골과 주상골을 연결하는 스프링 인대를 0.3초의 속도로 누루기하면 힘이 강해지기도 한다.

아직 힘이 덜 들어왔으면 내측광근을 스도한다.

봉공근을 1초 이내의 속도로 미루기하고 경골조면에 정지하는 내측광근의 힘줄로 추측되는 빨간 점 무릎 신경을 엄지손으로 푸루기한다. 빨간 점 부위에 통증을 느끼는 경우가 많다.

무릎 전체 통증 부위를 찾아 푸루기를 한다.

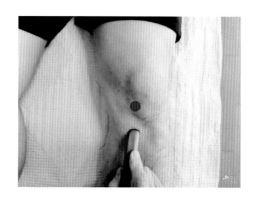

바도다 힘이 느린 경우 외측광근을 살짝 눌러도 아파한다.

1번과 2번 포인트를 1초의 속도로 누루기한다. K7, K8 감각이다.

만졌을 때 예민하게 통증을 느끼는 근육은 일하기 싫어하는 고장 난 근육이다. 통증이 풀어지면 일을 하기 좋아한다.

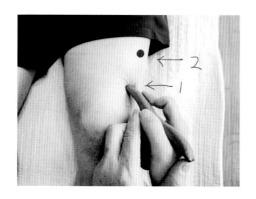

경험으로 얻는 스본 스도

23. 오른쪽 발목을 밖으로 돌리는 바도다 스본과 스도

이 힘이 느리면 오른쪽 횡격막의 작동이 느려서 간 내부 압력변화가 미약해서 간에 혈액순환이 저하된다. 간 경화, 간 수치, 간의 기능이 안 좋고 간 수축작용이 약해서 간 아래에 있는 담낭에 담석증이 생긴다.

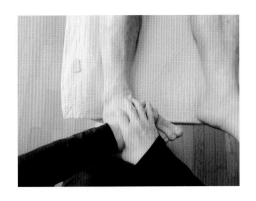

왼쪽 바도다 스도와 같은 방법으로 스도한다.

오른쪽 엄지발가락 빠른 힘을 만들고 엄지 벌림근과 중족골, 설상골 그리고 발목 안쪽 후경골근 정지점과 봉공근까지 안쪽을 스도한 후 무릎 위 외측광근을 K7, K8로 스도한다.

그래도 힘이 느리면 스프링 인대를 1초의 속도로 꾹! 한 번만 누루기한 후에 충분히 푸루기한다. 감각은 K8 이상이다.

24. 발목을 안으로 돌리는 아도다 스본과 스도

스도너가 밖으로 향한 발을 두 손으로 강하게 누른 상태에서 상대방은 발목을 안으로 돌리는 발목 스본이다.

발목을 안으로 돌렸을 때 발목부터 고관절까지 힘이 강하면 다리가 흔들리지 않는다. 이 힘은 오른쪽이 약한 경우가 많다.

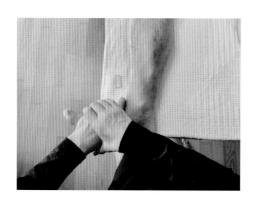

안쪽 스프링인대, 안쪽 굽힘근지지띠를 누루기하거나 단비골근과 제3비골근 정지점을 누루기한다.
힘이 느린 쪽 단비골근, 제3 비골근 정지점을 누루기한다.
반대쪽 4지, 5지 힘도 강해진다.

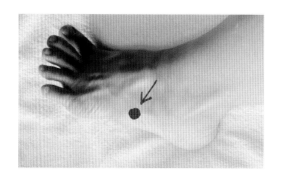
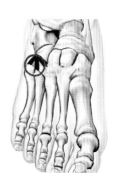

경험으로 얻는 스본 스도

스프링인대 스도

발목 부위에서 아도다 바도다 등 강한 힘이 들어오는 포인트이다.
동그라미 부위는 주상골이고 가는 선 표시는 후경골근의 일부 정지 점이고
빨간 선 표시가 주상골과 종골 사이의 스프링인대이다.

스도본구를 인대의 반대 방향에 대고 꾹! 한 번만 누루기를 한다.
K8 이상의 감각이다.
3분 이상 충분히 푸루기를 한다.

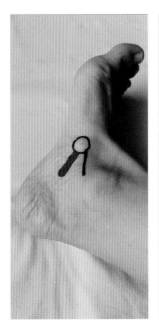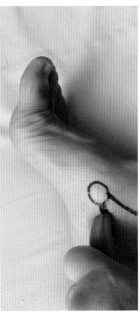

25. 다리 올리는 오리다 스본과 스도

발을 앞으로 향하여 30cm 정도 올리면서 힘을 스본한다.
손으로 발목을 누르는 게 아니고 살짝 얹는다. 힘의 반사 속도를 느끼는 감
각이라서 상대방은 스도너의 팔 무게를 거의 느끼지 않는다.

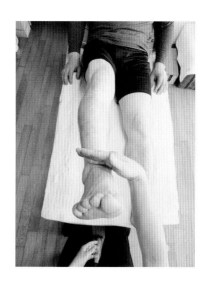

힘이 느리면 빨간 점 전경골근, 노란 점 장지신근 포인트를 스도한다. 발등
아다다 힘이 들어오는 스도이기도 하다.

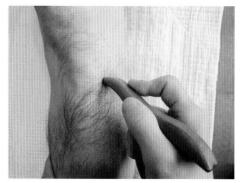
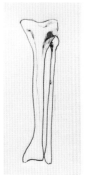

전경골근 기시점

경험으로 얻는 스본 스도

26. 정강이뼈 혈관 스도

(1) 안쪽 정강이뼈 위를 발목까지 물이 찬 부위를 푸루기한다.

(2) 정강이뼈 윗면 모서리를 눌러서 통증 부위를 푸루기한다.

(3) 바깥쪽 정강이뼈를 따라 누르면서 통증 부위를 푸루기한다.

(4) 사진처럼 푸루기하면 마지막 사진처럼 정강이뼈를 가로지르는 혈관이
   확장된다. 다리 힘과 발가락 힘이 강해지 경우가 많다.

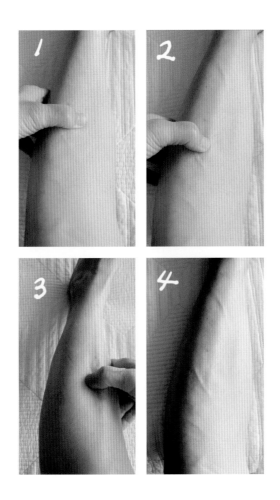

27. 발목 밖으로 돌려서 오리다 스본과 스도

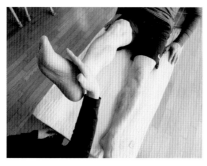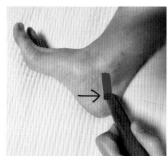

발목 안쪽 굽힘근지지띠

안쪽 종아리가 고장이면 이 힘이 느리다.

반막양근, 비복근, 반대쪽 후경골근 힘줄과 무릎 안쪽 정강이뼈 위와 봉공근, 무릎 통증 부위를 스본 결과에 따라 스도한다.

안쪽 정강이뼈 위에 물이 많이 차있으면 K5로 느껴야 할 통증이 K8로 느낀다. 발목까지 푸루기한다.

발목 안쪽 굽힘근지지띠를 누르기 후 힘이 들어오기도 한다.

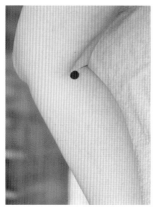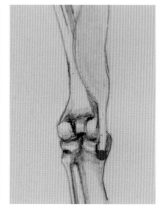

반막양근 힘줄

후경골근 스도

....

상대방의 종아리 가운데를 눌렀을 때 통증이 K8 이상이면 주상골에 정지한
후경골근 힘줄을 0.3초의 속도로 누루기한다.

대부분 사람은 종아리 가운데 부위를 누르면 많이 아프다.
주상골인 빨간 점 표시 가까이에 붙은 힘줄을 1초의 속도로 꾹! 한두 번 누
루기한 후에 푸루기를 한다.

손가락을 대고 엄지발가락을 안으로 밀었을 때 만져지는 힘줄이다.
이 신경을 누루기하면 종아리 깊은 부위에 자리 잡은 후경골근이 일하기 시
작한다.

스도 후에 종아리 중간을 눌러보면 통증이 K5로 줄었다.

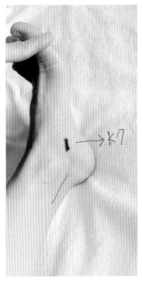 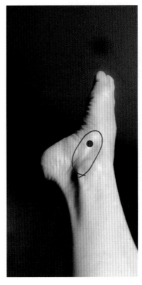

28. 발목 안으로 돌려서 오리다 스본과 스도

이 힘이 느리면 새끼발가락 밖으로 벌렸을 때 만져지는 단비골신경을 스도하고 종아리 바깥쪽 장비골근 기시점을 누루기한다. 0.3초의 속도로 쿡! 정확하고 짧게 누루기한다. 포인트가 아닌 곳을 누루기하면 다치기 때문에 여러 번 확인하고 1초 이내로 누루기한다.

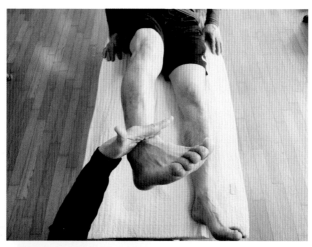

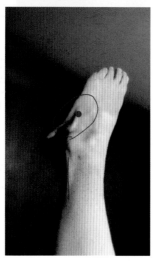

단비골근 정지점

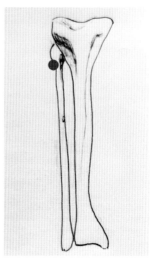

장비골근 기시점

경험으로 얻는 스본 스도

29. 박근 스본 스도(무릎 위 안쪽 통증)

무릎 통증이 있는 사람도 무릎 통증이 없는 사람도 무릎 안쪽 윗부분 볼록 튀어나온 부위를 누르면 예민한 통증을 일으킨다.

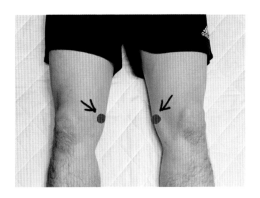

박근 정지점이 거위발건에 있지만 박근 기시점을 누루기하면 무릎 안쪽 통증이 K8에서 K4 이내로 떨어진다.

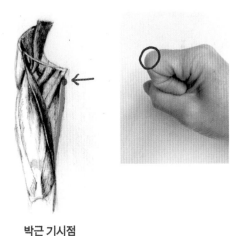

박근 기시점

스도본구를 사용하지 않는다. 박근 기시점을 손가락의 두 번째 관절로 한 번만 미루기를 한다. K8~K9 이상의 감각이다.

30. 장경인대 스본 스도

장경인대는 대둔근, 중둔근, 대퇴근막장근, 외측광근들과 합쳐져서 경골과
슬개골에 부착된 길고 강한 인대이다.

고관절과 무릎 안정에 연관이 있지만, 무릎을 중심으로 무릎 아래와 무릎
위쪽에 있는 근육들이 똑같이 나눠서 일해야 하므로 먼저 발가락부터 무릎
아래의 근육들을 스본으로 고장 난 부위를 찾아서 스도한다.

옆으로 누워 다리를 높이 올리면서 힘의 대응속도를 스본한다.

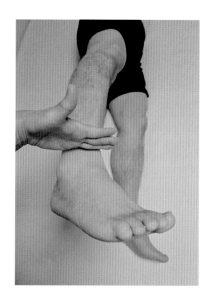

장경인대가 정지된 가까운 부분을 두드리듯 누루기를 한다.

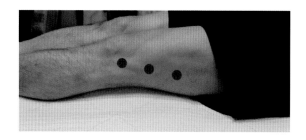

경험으로 얻는 스본 스도

31. 다리 높이 오리다 스본과 스도

다리를 낮게 올리는 스본은 무릎 아래 고장 난 신경을 찾는 방법이고 높이 오리다 스본은 무릎 위 고장 난 신경을 찾는 스본이다.

발볼이 좁은 신발을 신어서 새끼발가락 힘이 느리다.

다리를 바닥에서 40㎝ 이상 올렸을 때 스본한다.

고관절, 천장관절, 치골염 등 고관절이 고장 났을 경우 힘이 없다.

전상장골극에 붙은 봉공근 기시점을 미루기한다.

봉공근 기시점 - 다리를 올렸다 내렸다 하면 서혜부에서 봉공근 힘줄이 만 져진다. 힘줄을 누루기할 때는 미끄러우므로 스도본구를 사용하여 인대의 반대 방향인 가로로 1초 이내의 속도로 팅기듯 미루기한다.

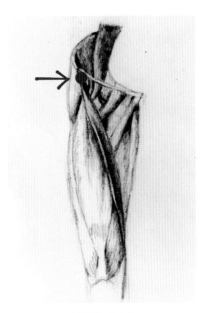

봉공근 기시점

다리 높이다 오리다 힘이 느릴 때는 대퇴직근에서 힘이 즉시 들어오기도 한다. 대퇴직근 기시점은 봉공근 기시점 아래에 있다.
봉공근 기시점과 대퇴직근 기시점은 처음부터 강하게 하기보다는 여러 번 만져보고 확인한 후 누루기를 조절한다.
위치를 확인한 후 한번만 꾹! 누루기를 한 후 푸루기를 한다.

근육이 크다고 건강한 근육은 아니다. 근육에서 물이 차서 제 일을 못하는 근육은 눌렀을 때 아프다.

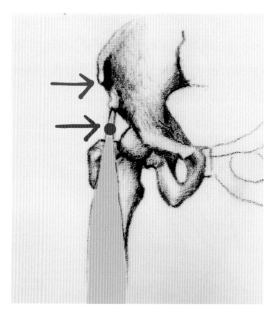

파란 화살표: 봉공근 기시점
빨간 화살표: 대퇴직근 기시점

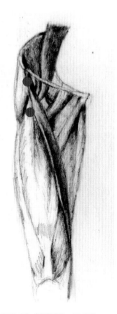

파란 점: 봉공근 기시점
빨간 점: 대퇴직근 기시점

경험으로 얻는 스본 스도

그리고 무릎 위 흉터가 있으면 푸루기하고 시술 부위가 있으면 손으로 누르거나 도구로 긁었을 때 통증을 느끼는 부위 모두 푸루기한다.

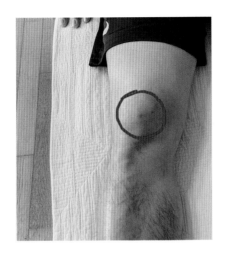

흉골과 양옆 하늘색 늑연골 부위를 5분 정도 푸루기해도 다리 높이 오리다 힘이 들어온다. 늑연골은 부드러운 조직이라서 손으로 살살 푸루기한다. 통증이 K8 이상이라서 5분 이내로 마친다. 하체의 스본 스도가 정확히 이루어졌다면 흉골 부위와 상체의 모든 부위 통증은 약해진다.

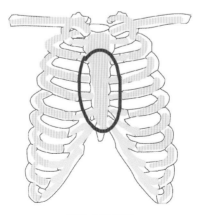

흉골 스도 위치

32. 발목을 밖으로 돌려 높이 오리다 스본과 스도

안쪽 허벅지 스본이고 높이 오리다 스본에서 힘이 들어와야 고관절이 좋아진다. (반막양근, 대내전근, 셋째 발가락)

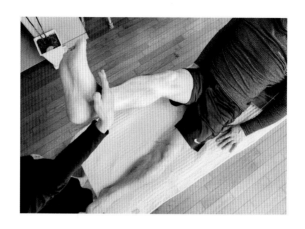

다리를 뻗었을 때 무릎 위 허벅지 안쪽 폭 들어간 내측광근 포인트를 0.5초의 속도로 누루기하거나 봉공근 정지점이나 기시점 미루기에서 힘이 들어오기도 한다. 원인을 찾는 스본을 해나가면서 치골 주위 내전근을 스도할수도 있다. 반대쪽 내전근을 스도해야 힘이 강해지는 예도 있고 4지, 5지 발가락 힘이 빨라진다.

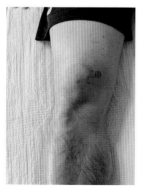

내측광근 기시점

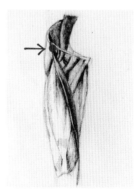

봉공근 기시점

반막양근 스도

안쪽 허벅지 힘은 안쪽 오금 가까이에 반막양근 정지점 누루기로 힘이 들어 오기도 한다. 대부분 만지면 K7 통증 이상이고 물이 안 찼으면 힘줄이 오돌 오돌한 느낌으로 만져진다.

정확한 포인트를 찾아 0.3초의 속도로 콕! 한 번만 미루기한다. 포인트 누루 기할 때는 콕, 쿡, 꾹, 자자작! 포인트만을 누루기하면 멍도 덜 생기고 다치 지 않는다.

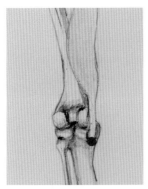 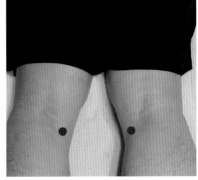

반막양근 정지점

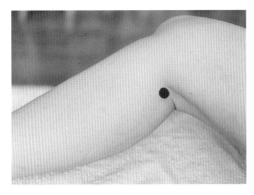

안쪽에서 바깥쪽으로 튕긴다

대내전근 스도

허벅지 안쪽 힘은 허벅지 안쪽에서 제일 크고 강한 대내전근을 스도하면 힘이 빨라지기도 한다.
힘이 강한 만큼 높이 오리다 힘의 속도도 강하게 들어온다.

누운 상태에서 힘이 느린 반대쪽 무릎을 구부려 밖으로 벌린 구내다 자세에서 둘째 손가락을 접어서 대내전근 기시점을 1초의 속도로 한 번만 미루기를 한다. K8 이상의 감각이다.
발목 밖으로 돌려 높이 올렸을 때 힘이 약한 반대쪽을 스도한다.
스도본구를 사용하지 않는다.

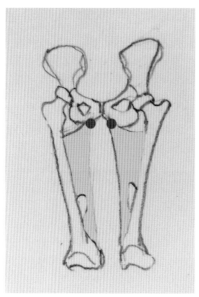 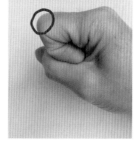

대내전근 기시점

경험으로 얻는 스본 스도

셋째 발가락 스도

반대쪽 셋째 발가락 힘이 빨라지면 허벅지 안쪽 힘인 발목 밖으로 돌려 높이 오리다 힘도 빨라진다.

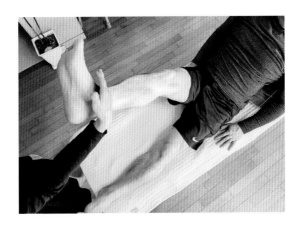

발등의 두 번째 발가락 힘줄과 세 번째 발가락의 힘줄 사이를 미루기한다. 날카롭지 않게 홈이 파인 스도본구를 발가락 힘줄에 대고 벌레가 기어가듯 빠른 속도로 누르면서 올라간다. K8 감각이다.

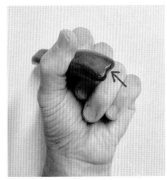
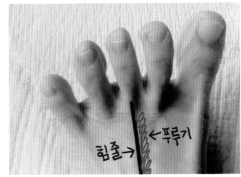

세 번째 발가락 힘줄 위치

또 다른 방법은 엄지손가락으로 셋째 마디 아래를 강하게 한두 번 문질 문 질 누루기를 한 후에 충분히 푸루기를 한다. 발등까지 푸루기를 하면 셋째 발가락 힘이 빨라지기도 한다.

둘째 발가락 구부리는 힘의 속도가 빠르면 반대쪽 허벅지 바깥쪽 힘이 빨라 지고(차례번호 33번 스본) 셋째 발가락 구부리는 힘 속도가 빠르면 반대쪽 허벅지 안쪽 힘이 빨라진다(차례번호 32번 스본).

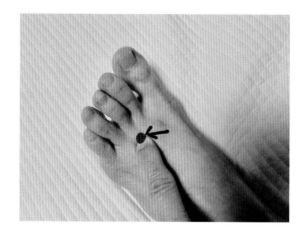

경험으로 얻는 스본 스도

무거운 것을 수송하는 말은 발목이 굵고 빠르게 달리는 말은 발목이 가늘다. 26개의 발뼈가 튼튼하면 발목이 자유로워서 발목 주변에 물이 저축될 수가 없다.

발목이 빠르게 움직이는 근육은 온몸의 근육 움직이는 속도가 빠르고 빠른 속도에 의하여 KSNS 신경구조가 활성화된다.

자갈 위를 걸을 수 있으면 더 빠른 반사 속도로 활성화된다.

무수한 신비를 어찌 글로 다 쓸 수 있으리오.

발바닥. 신비함……

우리 무릎은 운동하기 위해서 존재된 것은 아닙니다.

거의 일 년 가까이 무릎이 재생되기 위해서 운동, 자전거 타는 거 모두 금지해야 합니다.

인내 없이는 불가능합니다.

새 신발 양말. 조심조심….

발가락이 빠르고 강해야 허파가 제대로 일을 해요.

척추의 유동성은 발가락 구부리는 속도와 힘에 있다는 사실 허파 팽창 속도에 따라서 허파가 심장을 견고하게 제 위치를 확보해줍니다.

모든 열쇠는 발가락.

한국인의 딱딱한 온돌의 비밀.

고마워요. 세상을 밝히는 작은 불빛들을 세상은 굶주리게 기다려요.

요술은 나만이 할 수 있는 것, 스본 스도는 요술이 아니다.

33. 발목을 안으로 돌려 높이 오리다 스본과 스도

허벅지 바깥쪽 부위가 고장 났는지 찾는 스본이다.

힘이 느리면 외측광근을 누루기한다.

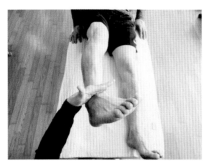 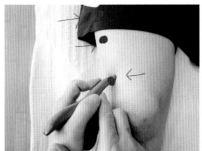

슬개골 주위 인대와 경골 조면까지 통증이 있는 위치를 찾아서 푸루기한다.
K7 이상 통증을 풀고 나면 무릎 통증도 줄어들고 다리 전체 힘이 빨라진다.
두 번째 발가락 스도를 해도 이 힘이 빨라진다.

장경인대 정지점 가까이 두 군데 0.5초의 속도로 한 번씩 꾹! 누루기해도 힘
이 들어온다. 누르는 속도가 2초를 넘기면 힘이 잘 들어오지 않는다. 허벅지
세로로 있는 긴 인대이고 만지면 딱딱하고 K8 감각이다. 스도 후엔 K5 감각
으로 줄어든다.

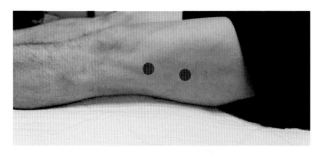

장경인대

경험으로 얻는 스본 스도

발등 위 두 번째 발가락의 세 번째 관절 바로 아래를 엄지손가락으로 강하게 문질러 푸루기를 하면 두 번째 발가락 힘이 들어오고 발목을 안으로 돌려 높이 오리다 힘도 강해진다.

두 번째 발가락 힘이 빨라지면 반대쪽 팔뚝의 바깥쪽 힘도 빨라지면서 팔 뒤로 나란히 힘도 빨라진다.

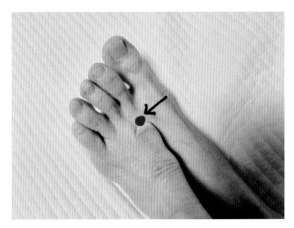

두 번째 발가락 스도 하면 반대쪽 허벅지 외측 근육도 강해진다

34. 새끼발가락(4지, 5지) 스본과 스도 1

4지, 5지 스도는 발가락 스도만으로는 힘이 잘 안 들어온다.

고관절 수기 기간이 길지 않을 때는 엄지발가락 스도만으로도 힘이 들어오기도 하지만 원인이 무릎이나 고관절일 경우엔 발 스도만으로는 힘이 안 들어오고 무릎, 고관절 부위까지 스본 스도한다.

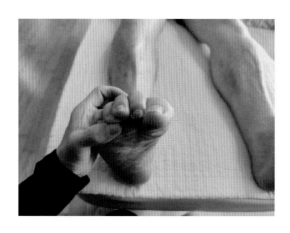

발목 스본 스도, 다리 바미다 아미다, 다리 오리다, 무릎 구부다, 발목 안으로 밖으로 돌려서 높이 오리다까지 스본 스도한다.

신경이 마비되거나 절단되지 않았다면 다리 높이 오리다 힘까지 빨라지게 되고 4지 5지 힘도 강해져 있다.

발가락 힘이 강해졌는데 힘 유지가 안 될 때는 신발 폭이 좁지 않은지 맞지 않는 슬리퍼나 샌들을 신지 않았는지 확인하고 신고 있는 신발을 스본해본다.

경험으로 얻는 스본 스도

4지와 5지 발가락 힘이 느릴 경우 반대쪽 발의 중족골두 가까이 옆면과 밑면 뼈 위에 있은 신경을 누르기하면 새끼발가락 힘이 강해지기도 한다.

K8 이상이라서 오래 누르기할 수 없다. 뼈 위라서 도구를 사용하지 않는다. 엄지손으로 강하게 문지르면서 5초 정도 2회 누르기한다. 손가락 힘이 약한 경우에는 스도본구로 2분 정도 푸루기를 한다.

4자 5지 힘이 느린 반대쪽을 누르기한다.

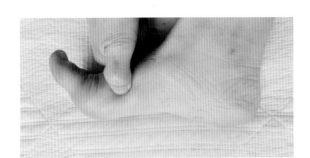

제1 중족골두에서 복숭아뼈 쪽으로 2센티 정도 누루기한다.

4지, 5지 힘과 함께 발목 힘도 동시에 들어온다.

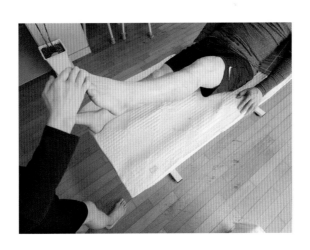

새끼발가락(4지, 5지) 스본과 스도 2

왼쪽 새끼발가락 힘이 느리면 오른쪽 단비골근, 제3비골근 정지점을 주먹
쥔 두 번째 손마디로 1초 이내의 속도로 문지르듯 누루기를 한다. K8 이상
의 감각이다.

강도는 젊은 사람은 조금 강하게 약한 사람은 다치지 않도록 강도를 조절한
다. 스도본구를 이용하면 다칠 수가 있으므로 손으로 한다.

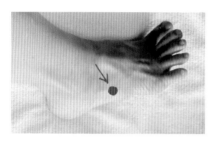
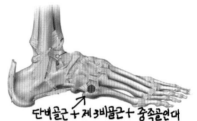

단비골근 + 제3비골근 + 중족골인대

새끼발가락 힘이 느린 반대쪽을 스도한다.

비골 신경과 함께 중족골에 붙은 인대까지 문지르듯 빠르게 1초의 속도로
미루기한다.

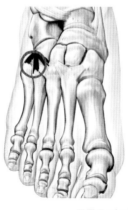
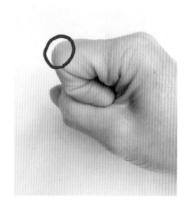

중족골 위 인대도 같이 문지르듯

고관절 푸루기

고관절이 좋아지기 위해서는 다리를 높이 올렸을 때뿐만 아니라 발목을 밖으로 돌려서 높이 올렸을 때와 발목을 안으로 돌려서 높이 올렸을 때 힘이 똑같이 빨라야 한다.

고관절을 중심으로 중둔근, 대둔근 등 아픈 부위가 사람마다 다르다. 스도 본구로 푸루기를 한다.

많이 고장 나 있을수록 푸루기하는 피부 부위가 붉은색이 되고 감각은 K7, K8 이상이다.

2~3분 푸루기 후 5분 정도 지나 다시 푸루기를 한다. 감각이 K5 정도로 떨어진다.
발가락부터 여러 부위에 힘이 들어오기도 한다.

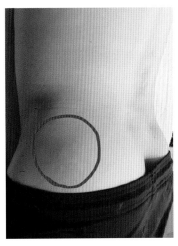 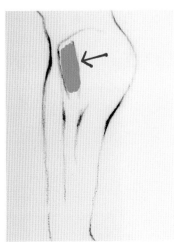

고관절 부위 근육   대퇴근막장근

35. 엎드려 무릎 밖으로 구부다 스본과 스도 1

엎드려서 다리를 구부릴 때 속도를 스본한다.

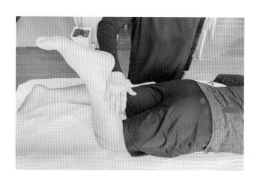

하체 스본 스도를 마친 후 상체 스도를 한다. 상승모근, 기립근, 요방형근, 장골, 엉덩이 근육, 햄스트링, 비복근 등에서 힘이 들어온다. 모든 부위를 스도하는 게 아니라 스본 결과에 의한 스도를 해나간다. 요방형근과 기립근은 1초 이내의 속도로 누루기를 한다.

요방형근 스도는 무릎 밖으로 구부리는 힘의 속도가 느린 반대쪽을 누루기한다.

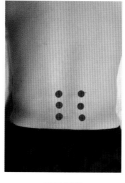
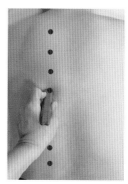

요방형근	기립근

경험으로 얻는 스본 스도

엎드려 무릎 밖으로 구부다 스본과 스도 2(비복근, 가자미근)

비복근과 가자미근은 발뒤꿈치 종골에 부착됐다. 우리 몸에서 가장 힘센 힘줄이다.

정맥혈류 순환과 다리 안정에 중요한 역할을 한다.

비복근 중 안쪽 비복근이 더 아픈 이유는 엄지발가락을 많이 사용하다 보니 엄지발가락 작용하는 힘이 느리게 되면서 안쪽 비복근이 더 많이 고장 나기 때문이 아닐까 추측해 본다.

스도는 엎드린 자세에서 뒤꿈치 빨간 점 포인트를 따라 0.5초의 속도로 누르기한다. K8 이상의 감각이다.

엎드려 무릎 구부다 힘의 속도가 느린 반대쪽을 스도한다.

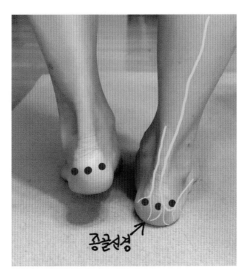

비복근, 가자미근 스도 위치

36. 아킬레스건 스본 스도

아킬레스 힘줄은 걷고 달리고 우리 몸에서 가장 힘든 일을 하는 만큼 제일 강한 힘줄이고 균형을 잡아주는 중요한 역할을 한다.

아킬레스건을 스도하기 전에 먼저 발가락부터 발목 특히 전경골근 스도로 경직된 아킬레스건을 부드럽게 한 후 스도를 한다. 아킬레스건 통증이 있는 사람은 좋아진 다음에 스도한다.

큰 힘을 내는 만큼 큰 힘이 나오는 포인트이다.
스도 후 즉시 엎드려 무릎 구부다 힘이 빨라지고, 엉덩이 근육, 기립근, 그리고 머리 특히 정수리를 만져서 느끼는 K8 이상의 감각이 K4 정도로 떨어진다.

힘줄이 미끄러우므로 너무 뭉툭한 스도본구로는 잘 안 된다.
누루기보다는 톡톡톡 두드리는 스도를 한다.
길이 15cm 정도인 아킬레스 힘줄을 5~6회 정도 두드린다.
엎드린 자세에서 강도를 조절하면서 0.3초의 속도로 두드린다.
아킬레스가 부착된 파란 점 포인트를 누루기해도 힘이 빨라진다 .

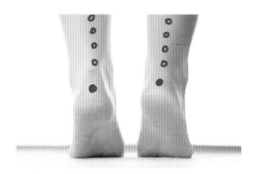

아킬레스건 스도 위치

37. 엎드려 발목을 안으로 돌려서 무릎 구부다 스본과 스도

손으로 누르는 방향은 안에서 밖으로 사선으로 스본한다.

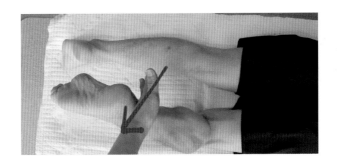

이 힘이 느리면 반막양근 정지점을 0.5초의 속도로 누루기한다.

물이 안 찼다면 오돌오돌 인대가 만져진다. 정확한 위치가 확인되면 한 번만 짧게 미루기해야 멍을 피할 수 있다.

멍이 들면 빠른 힘이 다시 느려질 수도 있다. 스도 후에 충분히 푸루기해 주면 도움이 된다.

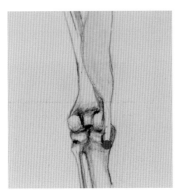 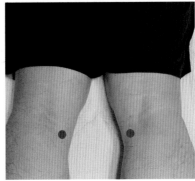

반막양근 정지점

38. 엎드려 발목을 밖으로 돌려서 무릎 구부다 스본과 스도

누르는 방향은 밖에서 안쪽으로 사선으로 스본한다.

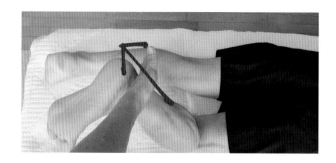

이 힘이 느리면 장경인대 정지점 가까이 스도를 한다. 0.5초의 속도로 꾹! 위치를 바꿔서 두 번 정도 누루기한다. 누루기 후 푸루기를 한다. K8 이상의 감각이다.

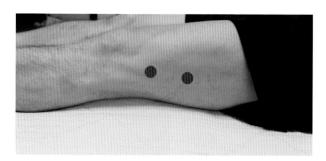

장경인대 스도 위치

경험으로 얻는 스본 스도

39. 외측 비복근 가자미근 스본 스도

외측 비복근과 가자미근을 손으로 누르면 통증이 있는 사람이 많다.

위쪽 외측 비복근이 아프거나 아래쪽 가자미근 부분이 아프다.

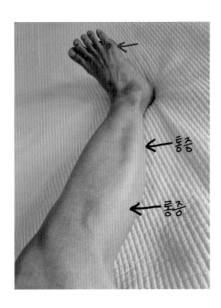

새끼발가락 인대를 누루기하면 K8 통증이 K5 이하로 떨어진다. 새끼발가락 힘도 강해진다. 반대쪽 허벅지 바깥쪽 힘이 빨라지기도 한다.

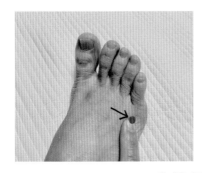 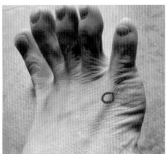

새끼발가락인대

40. 햄스트링 스본 스도

다리를 사선으로 오리다 할 때 힘이 빠라진다.
엎드려 무릎 구부다 힘이 빠라지기도 한다.
다리 오리다 힘을 스도한 다음 햄스트링 기시점을 스도하면 다리를 어느 각
도로 올려도 힘이 빠라진다.

햄스트링 근육은 무릎을 굽히고 엉덩이를 펴는 역할과 고관절과 척추의 안
정에도 중요한 역할을 한다.
하체의 힘은 상체 힘까지 빠라지므로 햄스트링 힘줄 스도 후에는 팔을 어느
각도로 올려도 반사되는 속도가 빠르다.

반막양근, 반건양근, 대퇴이두근 세 개의 힘줄이 한 번에 만져져서 찾기 쉽다.
미끄럽고 큰 힘줄이라서 손을 떼지 말고 가로 방향으로 2~3회 문지르면서
깊게 누루기를 한다. K7. 2초 이내의 속도로 누루기한다.

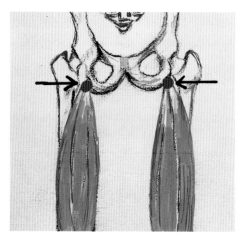

햄스트링 기시점

햄스트링 힘줄을 스도한 후에는 다리를 어느 각도로 올려도 힘의 속도가 빠르다.

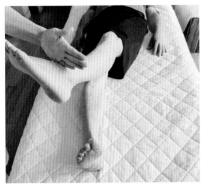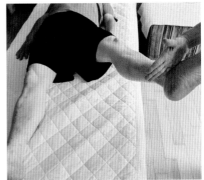

다리 사선 오리다

햄스트링 스도 후에는 팔을 어느 각도로 올려도 힘이 빠르다.
스본 스도는 1초나 2초 만에 근육의 강한 힘이 생긴다.

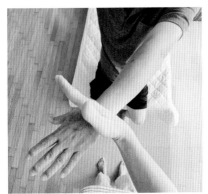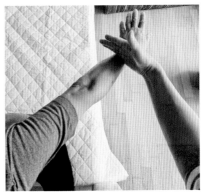

팔 사선 오리다

41. 머리 앞으로 미는 아수다 스본

스본 스도로 하체 힘의 속도가 빨라졌다면 상체의 거의 모든 힘도 빨라져 있다.

머리를 앞으로 밀었을 때 흉쇄유돌근 힘의 반사되는 속도가 빨라진다. 결국, 모든 상체의 힘은 발가락의 힘에서 이루어진다. 하지만 다쳤거나 흉터가 있을 때는 상체를 따로 스도 해야 한다.

머리를 앞으로 미는 아수다 스본이다.
빠른 속도로 밀면 다칠 수도 있으므로 천천히 조심히 밀면서 순간 힘을 스본한다.

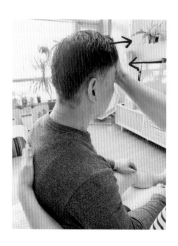

양쪽 발가락 힘이 빨라지면 앞으로 숙어졌던 머리가 똑바로 서게 되고 아수다 힘이 빨라진다.

흉쇄유돌근 힘이 느리면 만졌을 경우 통증이 심하다.

하체 스본 스도를 마친 후에 발가락의 속도가 빨라지면 경직됐던 흉쇄유돌근이 유연해지고 만져도 아프지 않다.

발가락 힘이 돌처럼 단단해도 발가락 속도가 느리면 온몸의 속도 또한 연쇄적으로 느리고 아수다 힘도 약하다.

발가락이 단단하다고 속도가 빠른 게 아니라 0.3초의 속도로 밀었을 때 밀려나지 않아야 강한 힘이다.

엄지발가락 구부리는 힘, 당기는 힘, 제1중족지관절 밑면을 미는 힘, 그리고 엄지발가락을 구부렸을 때 두 번째 관절이 유연해야 상체의 힘도 빠르다.

양쪽 엄지발가락 힘이 대칭 상태가 되어야 아수다 힘이 강해진다.

스본 스도에서 근막이라는 건 없다. 단단하던 복부의 근육이 유연해져서 만지면 배 전체가 부들부들해진다. 하체 힘이 빨라지면 내려앉았던 흉곽도 제 위치를 찾아서 흉곽을 올려주는 힘, 흉곽을 받쳐주는 힘이 빨라져서 심장, 위장, 장 기능도 제 기능을 찾게 된다.

벌렁거리고 두근대던 심장도 잠잠해지고 더부룩하고 가스가 차던 속이 스도를 마치고 몇 시간 지나면 안정되어 입맛이 생긴다.

아수다 힘이 느리면 특히 갑상선에도 문제가 생긴다. 머리에 혈액순환이 원활하지 못하여 쉽게 피곤하고 골 기능이 약하다. 알츠하이머, 파킨슨하고도 관계가 있다.

\# 발가락, 다리 힘 다 만든 다음 복부를 만질 수 있다.

\# 머리 쪽 스도는 발끝부터 요추까지 스본 스도가 이뤄진 다음에 할 수 있다

\# 발가락부터 두 다리 힘이 강해지면 경직되어있던 상태의 복부 근육이 부드러워지고 얇아졌던 위벽에 혈액순환이 되면서 위장병, 소화불량, 가스가 차고 트림이 나오는 문제가 좋아진다. 이렇듯 발가락 힘이 내장 신경과도 연결이 되어 있다.

\# 위가 약하면 혈액이 위장으로 가서 머리 혈액량이 적어져서 두통이 온다. 위장을 따뜻하게 스도하면 모든 음식을 잘 먹는다.

\# 발이, 배가 따뜻하면 모든 것은 시간 속에서 변화된다. 인내.

\# 목침은 목뼈 근육의 긴장 해소가 된다. 오랜 시간 잠을 잘 때는 부드러운 베개를 사용한다.

\# 발힘이 빠르고 강하면, 당이 빠르게 내려간다.

경험으로 얻는 스본 스도

42. 상체 스본으로 하체 스도 확인

발목 밖으로 돌려서 다리 오리다 힘이 빠르면 팔 안쪽 힘도 빠르다. (후경골근, 비복근, 박근, 내전근)

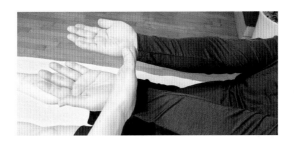

다리 오리다 힘과 높이 오리다 힘이 빠르면 팔 오리다 힘도 빠르다. (전경골근, 봉공근, 무릎 푸루기, 대퇴직근)

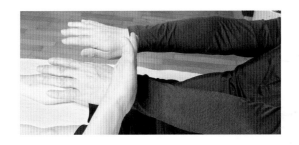

발목 안으로 돌려 다리 오리다 힘과 높이 오리다 힘이 빠르면 팔 바깥쪽 힘도 빠르다. (장비골근, 외측광근, 장경인대)

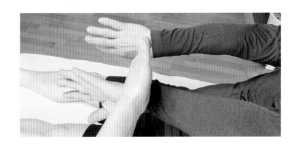

상체가 고장 난 경우 비슷한 구조의 하체부위를 찾아본다.

엄지손가락이 아프면 같은 쪽 엄지발가락을 스도하면 좋아지고 두 번째 손가락이 아프면 같은 쪽 두 번째 발가락을 스도하고 손목이 아프면 같은 쪽 발목을 스도하면 좋아진다.

하지만 상체를 다쳤을 때는 하체 스도만으로는 좋아지지 않는다. 상체의 다친 흉터나 시술, 수술했던 흉터를 꼬지기, 푸루기를 해야 좋아지고 다쳐서 혈관이 많이 고장 난 정도에 따라 조금 좋아진 거로 만족해야 할 경우도 있다.

발가락 힘이 강하면 손가락 힘도 강하다.

팔꿈치 윗부분에 통증이 있으면 다리의 같은 위치 근육인 외측광근이나 내측광근을 스도하면 좋아진다.

하체와 상체 신경이 연결되었다는 걸 알 수 있다.

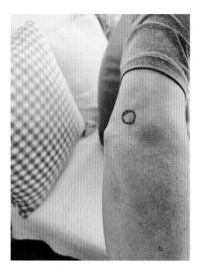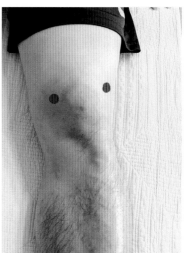

같은 역할 하는 팔꿈치와 무릎 주위 근육

경험으로 얻는 스본 스도

흉곽 스본

고관절까지 하체의 빠른 힘이 대칭되면 흉곽을 올려주는 힘, 흉곽을 받쳐주는 이 두 힘의 속도도 빨라진다.

왼쪽의 엄지발가락 속도부터 왼쪽 근육의 모든 속도가 느리면 늑막이 왼쪽으로 쳐져서 심장 주위의 압박으로 혈관이 축소되고 변비, 설사, 만성 위장의 문제와 함께 심장의 여러 문제가 일어난다.
원인은 거의 왼쪽 발의 문제에 있다.

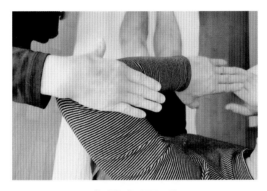

흉곽을 올려주는 힘

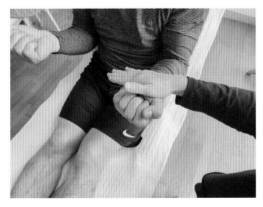

흉곽을 받쳐주는 힘

43. 머리 뒤로 미는 디자다 스본과 스도

목을 젖히는 게 아니고 상체를 눕듯이 뒤로 민다.

스도너는 반대로 천천히 앞쪽으로 밀면서 힘을 분별한다.

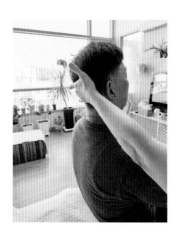

힘이 느릴 경우 상체가 흔들거린다.

힘이 느릴 때는 흉골에 붙은 흉쇄유돌근 기시점 양쪽을 한꺼번에 1초 이내
의 속도로 미루기한다. 스도본구 대신 주먹을 쥔 두 번째 관절로 가로 방향
으로 두세 번 문지르듯 미루기를 한다. K8.

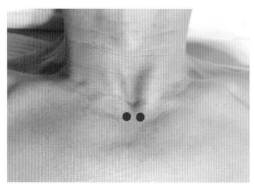

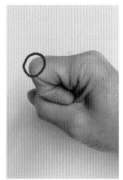

흉쇄유돌근 기시점

44. 머리 좌우로 미는 우미다, 자미다 스본과 스도

머리 스도는 발부터 하체 스도를 마치고 발이 튼튼해지고 난 후에 머리 스도를 해야만 효과를 볼 수가 있다. 처음부터 상체나 머리를 스도하면 힘 유지가 안 될 수 있다.

머리를 밀었을 때 힘의 속도를 스본한다. 이 스본은 두통, 목 디스크, 이명, 시력, 호흡기, 무릎, 고관절염 등과 연관이 있다.

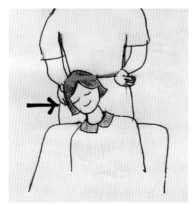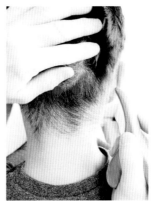

상부 승모근

머리를 오른쪽으로 미는 우미다 힘이 느리면 오른쪽 상부 승모근 인대를 스도하고, 왼쪽으로 미는 자미다 힘이 느리면 왼쪽 인대를 스도한다.
1초 이내의 속도로 꾹! 미루기한 후 경추 양옆 근육을 스도본구로 푸루기를 한다.
위치는 뒤통수 후두골 양쪽 볼록 튀어나온 바로 아래 부위이다. 반대쪽 둘째 발가락 반사속도가 빠르면 이 힘도 강해진다.
처음부터 강하게 누루기보다는 여러 번 위치를 확인하면서 누루기 강도를 조절한다.

45. 뒤로 나란히 스본과 스도

양팔을 뒤로 나란히 올린 상태에서 버티고 있을 때 손목을 누르면서 팔 힘
의 속도를 스본한다. 약한 쪽 어깨가 아프다.

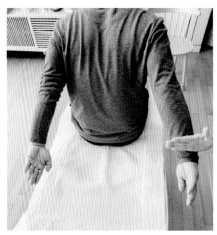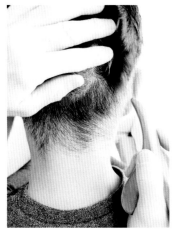

힘이 약하면 후두골 양쪽 볼록 튀어나온 상부 승모근 바로 아래를 1초 이내의
속도로 꾹! 누루기하고 경추 양옆 근육을 스도본구를 이용해서 푸루기한다.

팔 양쪽 힘이 느리면 양쪽을 스도하고 한쪽이 느리면 반대쪽을 스도한다.
오른쪽 팔 힘이 느리면 왼쪽 상승모근을 누루기한다.

두 번째 발가락 힘이 느리면 반대쪽 팔 뒤로 나란히 힘도 약하다.

스도본구의 홈을 둘째발가락 힘줄에 대고 벌레가 기어가듯 빠르게 미루기
한다.

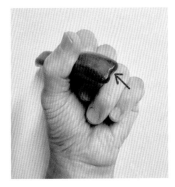 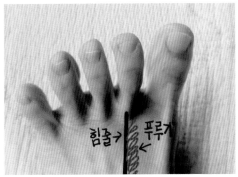

둘째발가락 힘은 발등의 둘째발가락의 셋째 마디를 엄지손가락으로 강하게
문질러 누루기를 하면 힘이 빨라지기도 한다.

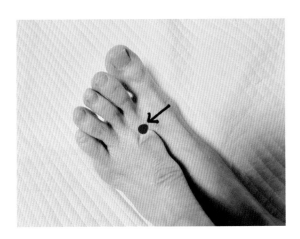

46. 전거근, 소흉근 스본과 스도

팔이나 어깨, 흉곽의 힘이 느리면 반대쪽 전거근을 미루기하면 힘이 빨라지기도 한다.

전거근 스도는 스도본구를 아래에서 위로 비스듬히 1초씩 짧게 끊어서 미루기한다. 힘을 줘서 깊게 누루기하면 다칠 수 있다.

소흉근은 오훼돌기에 부착되어 있고 대부분 왼쪽 힘줄이 경직됐고 만지면 K7 이상의 감각이다.

왼쪽이 아프면 반대쪽인 오른쪽 소흉근 정지점 가까이에 있는 힘줄을 2초 이내의 속도로 힘줄의 반대 방향으로 미루기한다. K8 감각이다. 처음엔 약하게 연습하면서 강조를 조절한다.

스도 후 감각은 K5 이하로 떨어진다. 상체 스도 후엔 항상 발가락과 다리힘이 빨라졌는지 스본으로 확인한다.

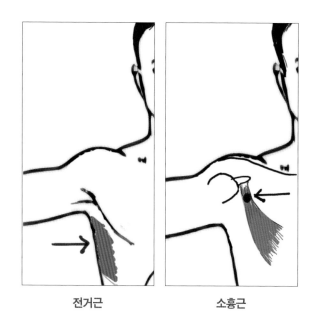

전거근   소흉근

47. 귓바퀴 스도

귓바퀴는 물렁뼈로 되어 있어서 귀를 접었을 때 부드러워야 하는데 딱딱하고 아픈 경우 귀를 아무리 돌리고 주물러도 잘 풀어지지 않는다.

청각과 귀의 섬세한 기능을 보호하려고 귀 주변의 뼈와 연골 온도를 유지하기 위해서 귓불과 귓불 아래 오목하게 들어간 부위는 혈액이 저장된 자리이다.

두 부위는 스팀과 같은 역할을 한다.

귀밑에 옴폭 들어간 부분을 손가락으로 푸루기한다. 사람마다 다르지만 2분 정도 푸루기하면 귓바퀴를 접어도 덜 아프고 부드러워진다.

몇 차례 스도를 하면 더 부드러워진다.

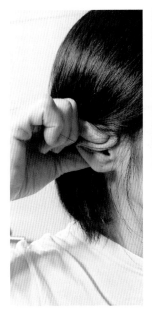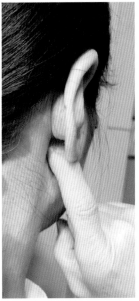

귓불을 누르면 대부분 통증이 K8 이상인데 귀를 뚫었을 경우 뚫은 자리 흉터를 모두 찾아 문지르고 푸루기를 한다.

48. 흉골 스도

하체 균형을 정확하게 맞춘 상태라면 눌렀을 때 통증이 약하다.

하체 스도 후 푸루기한다.

흉골하고 늑연골 사이에는 부드러운 연골조직으로 되어 있어서 호흡할 때 약간의 신축성이 있는데 오랫동안 발가락이 제 기능을 못 해서 대부분 사람은 가슴이 오그라들었거나 앞으로 구부정하다.

흉골 위 근육이 많이 굳어 있고 푸루기하면 감각이 K8 이상이라서 강하게 할 수 없다.

천천히 5분 이내로 푸루기하고 흉골의 양옆은 연골조직이라서 조심하면서 손으로 푸루기한다.

다리 오리다 등 하체 힘 속도가 빨라진다.

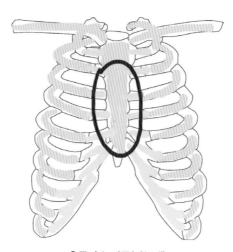

흉골과 늑연골(하늘색)

49. 기침, 감기 스도

삼차신경 마른기침

머리 쪽 스도는 발끝부터 요추까지 스본 스도를 마친 다음에 스도를 해야 힘이 잘 유지된다.

헛기침이나 마른기침을 하는 원인은 목이 건조하지 않은데도 마른 것처럼 목과 피부에 있는 삼차신경이 과잉정보를 일으켜서 그렇다.

턱 아래부터 쇄골까지 5밀리 정도 두께를 가지고 있는 광경근(넓은 목근)을 꼬지기한다(꼬집어서 살짝 비튼다).

상태가 심할수록 스통도 강하다.

K7, K8 감각이고 많이 고장 나 있을수록 더 아프고 목 부위가 붉은색이 된다.

적외선을 쬐면 피부 온도가 올라가고 기침이 완화되고 좋아질 때까지 며칠에 한 번씩 꼬지기한다.

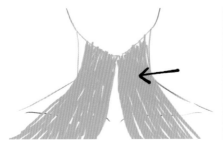

광경근

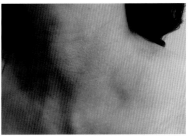

고장 날수록 붉은색

기관지 기침

기관지를 총괄하는 피부신경과 연결된 기침은 흉쇄유돌근과 연관이 되어 있다. 흉쇄유돌근을 푸루기한다. 결국은 발가락 힘이 빨라져야 낫는다.

감기

감기는 자연이 준 피부의 방어벽이 허물어질 때 나타난다.

고등어는 바닷물 속에서 살지만 먹을 때는 소금을 뿌려서 구워 먹는다.

고등어가 짜지 않은 이유는 고등어의 피부에 보호막이 있어서 소금기가 피부를 뚫지 못하기 때문이다.

세포막의 방어 능력으로 인하여서 나타난 현상이다.

인간의 피부에 독사의 독이 묻어도 죽지 않는다. 피부 자체의 보호막이 있기 때문이다.

바이러스는 원하지 않는 성질을 가지고 있는 곳에 절대로 접근하지 않는다. 감기 바이러스는 인간보다 영리하다.

바이러스 방어벽이 허물어지는 이유는 발가락 힘이 약하여 아수다 힘이 약해지면서 머리와 상체가 일을 안 하게 되고 흉추가 앞으로 구부러져서 상체 근육의 온도가 차가워졌기 때문이다.

종이에 기름막이 있으면 물에 젖지 않는다.

소금기가 고등어 피부를 뚫지 못한다.

감기바이러스가 싫어하는 피부의 조건이 되도록 하면 감기에 걸리지 않는다.

경험으로 얻는 스본 스도

50. 두판상근, 경판상근 스도

두판상근이나 경판상근을 만지면 단단하고 K7 이상 감각이면 반대쪽 두판
상근이나 경판상근을 미루기한다.

깊게 누루기가 아니고 미루기를 한다.

2초 이내의 속도로 민다.

발가락부터 하체 힘을 스본으로 확인한다.

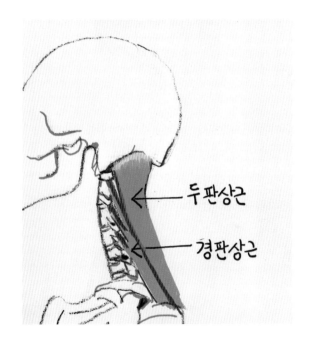

51. 엄지손가락 스본과 스도

상대편의 엄지손가락을 들어 올려 순간 힘을 스본한다.

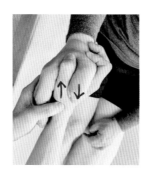

엄지발가락 힘이 강해지면 같은 쪽 엄지손가락 힘도 강해진다.

엄지손가락이 약하면 팔, 어깨까지 약하다.

나머지 손가락 스본은 고리처럼 잡아당긴다.

관절염 있는 손가락을 당기면 고리가 힘없이 풀어진다.

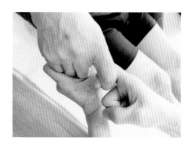

손가락 마디가 울퉁불퉁 튀어나오고 통증이 있으면 같은 쪽 발가락을 스도한 후에 손톱하고 첫 번째 관절 사이 신경을 1초 이내의 속도로 누루기한 후에 스도본구로 아픈 관절을 살살 긁듯이 스도하거나 손으로 문지르면서 푸루기한다. 고장 난 손가락 감각은 K8 이상이다. 며칠에 한 번씩 스본 스도한다.

52. 엄지손가락 구부려서 밀어보는 스본과 스도

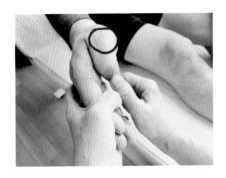

엄지손톱을 밀면 동그라미 표시 부위가 깜짝 놀라게 아프다. 엄지손가락 두 번째 관절 주위 통증이 심하다.

손목 가까이 손허리뼈 관절을 손톱으로 누르면서 찾다 보면 옴폭 들어간 관절이 만져진다. 콕! 0.3초의 속도로 한 번만 누르기한다. 2분간 푸루기 한다. 통증은 즉시 K5 이내로 떨어진다.
5일 정도 간격으로 좋아질 때까지 몇 번 더 스도한다.
좋아질 때까지 관절을 조심히 무리하지 않아야 낫는다.

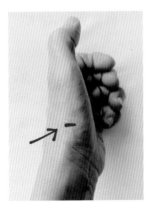 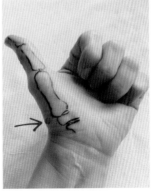

손허리뼈관절

53. 손 여러 증상 스본과 스도

왼쪽 엄지손가락이 아프면 왼쪽 엄지발가락이 아프다. 새끼손가락이 아프면 같은 쪽 새끼발가락이 아프다.

발가락부터 발목까지 힘은 손가락부터 손목까지 힘과 같다.

감각신경이 가장 발달한 부위가 손이다. 힘의 속도, 무게, 온도, 단단한지 부드러운지 등 감각을 판단한다.

손가락의 관절염이나 손목의 혹 등 손이 불편할 때는 스도본구로 손톱과 첫째 마디 사이를 0.3초의 속도로 누루기한다.

불편한 손가락이나 관절염이 있는 손가락의 감각은 K8 정도다.

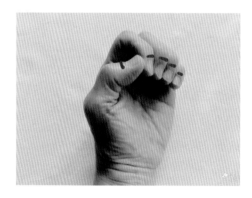

엄지손가락의 관절 아래쪽을 만져서 아픈 부위를 푸루기한다.

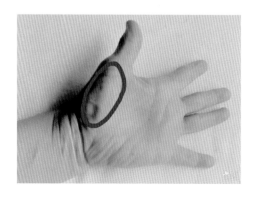

142 　　　　　　　　　　　　　　　　　　　　경험으로 얻는 스본 스도

스도본구로 빨간 표시 힘줄을 빠른 속도로 사선으로 긁는다.

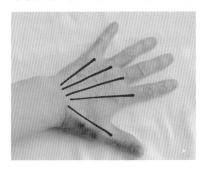

손바닥을 쫙 편 상태에서 스도본구로 손가락 방향으로 빠르게 긁는다. 고장
난 손일수록 손바닥 통증이 심하고 색도 붉게 변한다.

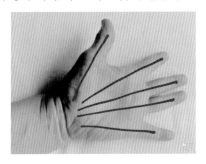

손목 힘의 상태에 따라서 어깨 관절도 제자리를 잡는다. 빨간 표시 양쪽 손
목 힘줄은 힘줄의 반대 방향으로 0.5초 튕기듯 미루기하고 요골과 척골을
따라 위쪽으로 올라가면서 푸루기한다.

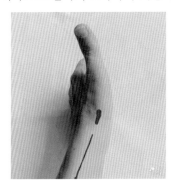 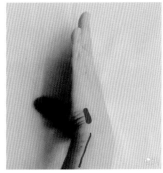

54. 손목 스본 스도

스도너가 상대방의 손목 아래 부위를 꽉 잡은 상태에서 상대방은 손목을 안으로 돌린다. 반대 방향으로 밀면서 힘을 스본한다.

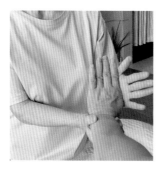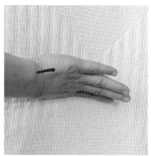

손목이 흔들리면 손목을 안으로 돌렸을 때 만져지는 손목 바깥쪽 힘줄을 0.5초의 속도로 콕! 한 번만 누루기한다.

반대로 상대방이 손목을 밖으로 밀었을 때 손목이 흔들리면 손목을 밖으로 돌렸을 때 만져지는 안쪽 힘줄을 0.5초의 속도로 콕! 누루기한다. 즉시 손목의 힘이 강해진다.

손목 주위 근육, 인대, 힘줄 등이 건강해질 때까지 조심하고 붕대나 테이프로 감싸지 않아야 낫는다.

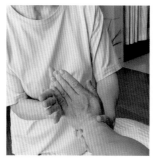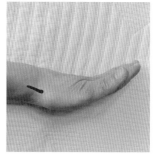

경험으로 얻는 스본 스도

손목 폄근지지띠 스도

손가락으로 가는 손목과 손등의 힘줄들이 꼬이지 않고 제자리에 있게 고정하는 지지띠이다. 힘줄이 일정한 방향으로 움직여야 힘줄과 연결된 근육과 관절이 제 역할을 한다.

손목을 무리하게 사용하면 힘줄이 모여있는 통로에서 마찰이 생기면서 통증이 나타나고 근육의 속도가 느려져서 비비적거리지 못하면 지방이 뭉쳐서 혹이 되기도 한다.

단단하고 두꺼워진 지지띠를 미루기, 푸루기하여 밑에 있는 힘줄들이 부드럽게 움직일 수 있도록 한다.

스도본구를 이용하여 좌우로 미루기를 한다

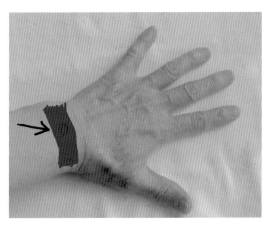

손목 폄근지지띠

55. 둘째손가락 당기는 스본 스도(손목 굽힘근지지띠)

대부분 사람은 둘째 발가락과 둘째 손가락을 당기면 반사되는 힘의 속도가 느리다.

손목 굽힘근지지띠를 누루기하거나 폄근지지띠를 미루기하면 두 번째 손가락 당기는 힘이 빨라진다.

두 번째 발가락 당기는 힘도 빨라진다.

스도본구를 이용하여 좌우로 움직이며 깊고 빠르게 누르기를 한다.

발가락과 같이 손가락이 좋아지면 손의 불편함 뿐 아니라 소화 기능 등 몸의 여러 부위가 건강해질 수도 있다.

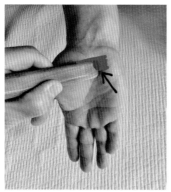

손목 굽힘근지지띠

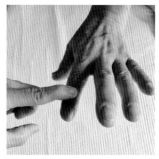

누르면 버티는 힘이 없다

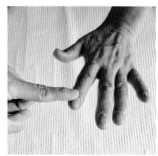

스도 후 버티는 힘

손가락을 힘껏 눌러보는 게 아니라 탄성을 스본한다.

56. 팔꿈치 스본 스도

무릎이 고장 나면 그쪽 팔꿈치도 고장 나 있다. 무릎이 좋아지는 스본 스도를 하면 팔꿈치 통증도 좋아진다.

손가락과 손목 스본 스도를 한 후에 팔씨름 스본을 한다.
스도너가 너무 강하게 팔씨름을 하면 상대방이 다칠 수 있으므로 서서히 힘을 주면서 순간 힘을 측정한다.

팔씨름 스본할 때 팔 바깥쪽 빨간 점 부위가 아프고 팔이 흔들거리는 경우엔 팔 안쪽 파란 점(내측 상과에 부착된 힘줄)을 엄지손가락으로 0.5초의 속도로 두세 번 튕긴다. 새끼손가락 쪽으로 찌릿찌릿 전기가 흐르는 느낌이 온다. 즉시 힘이 빨라진다.

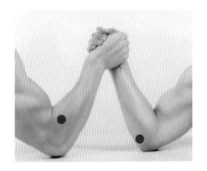

팔씨름 반대 힘으로 스본했을 때 팔 안쪽 파란 점 부위가 아프고 덜렁거리면 스도본구로 바깥쪽 빨간 점(외측 상과에 부착된 힘줄)을 0.5초의 속도로 튕기거나 누르기 한 후 푸루기를 한다. 즉시 힘이 빨라진다.
통증이 있는 반대 포인트를 누루기한다.

제2장

스본 스도 마무리

자연스럽게 걷기란 빈손으로 친구와 이야기하면서 걷는 속도로 시선은
정면을 바라보고 팔은 자연스럽게 흔들면서 걷는 것이다.

1. 걸음 스본 스도

스본 스도가 제대로 이루어졌다면 온몸의 관절 구조가 제 위치를 찾아가면서 팔, 다리, 몸통 움직임이 자연스러워지게 된다.

하지만 스본 스도를 하고 나서도 오랫동안 굳었던 관절로 인한 부자연스러운 걸음걸이는 그대로다.

팔을 자연스럽게 흔들지 못하고 한쪽 팔만 흔들거나 두 팔이 경직되어 상체가 굳어있거나 무릎이나 고관절 다리 통증으로 인해 두 다리 움직임이 부자연스러운 경우가 많다.
시선은 정면을 바라본다.
"어깨 힘 빼고 팔은 자연스럽게 덜렁덜렁 흔들어지는 대로 걸어요!"
이렇게 한두 번만 말해주면 몸이 알아서 작동된다.

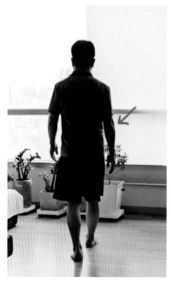 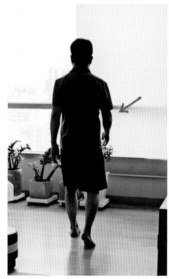

오른쪽 팔이 굳어있다   오른쪽 팔이 자연스럽게 흔들린다

경험으로 얻는 스본 스도

걷는 일은 무의식 동작이다.

스본 스도 자연치유 과정에서는 몸을 의식하는 동작을 하면 몸이 더 고장 나거나 낫는 기간이 길어진다. 예를 들면 걸을 때 발가락을 의식하여 힘을 주고 걸으면 몸이 다시 고장 난다.

걷는 일도 무의식, 잠자는 자세도 무의식, 숨 쉬는 것도 무의식 그러니 바르게 걷는 방법이라는 건 없다.

수십 년 삐뚤어진 몸을 억지로 세우거나 몸의 어느 부위에 힘줘서 똑바로 걷는 방법이 아니다.

관절 구조를 바르게 변경시키는 일이 스본 스도다.

스본 스도가 이루어진 후 어깨 힘을 빼고 팔이 자연스럽게 흔들어지도록 걸으라고 몸에 명령을 내리면 자연스럽게 걸어진다.

경직됐던 어깨 힘이 빠지면서 팔이 자연스럽게 앞뒤로 흔들리고 옆구리와 엉덩이 근육도 제 역할을 맡아서 자연스럽게 움직여진다.

걸음도 편해진다.

수많은 뼈와 관절 근육들은 서로 긴밀한 영향을 주고받으면서 연쇄적으로 움직여지는 것이다.

스본 스도를 통하여 몸의 균형이 맞춰졌기 때문에 다시 스본 스도 전의 경직된 걸음으로 되돌아가지 않는다.

스본 스도 후에는 반드시 걸음 스본 스도를 해야 균형이 유지된다. 몸을 고친 후 걸음을 스도 하지 않으면 힘이 다시 느려질 수 있다.

2. 신발 스본

신발 안에서 발가락이 자유롭도록 여유가 있는 크기의 신발을 신어야 하지만 스본 스도를 통하지 않고 무조건 큰 신발을 신으면 도리어 몸이 더 고장날 수가 있다.

스본 스도를 마치면 발가락 힘이 강해지면서 여러 가지 스본 자세 중 다리를 밖으로 미는 힘, 다리를 올리는 힘이 빨라지고 무릎을 당겨도 꿈쩍도 안하는 힘이 생긴다. 신발을 신었을 때도 그런 힘이 똑같이 유지되는지 스본을 하는 것이다.

스본 스도가 제대로 됐다면 몸의 구조도 바르게 변경됐다.
하지만 맞지 않는 신발을 신으면 몸은 다시 원래대로 되돌아간다.

그럼 얼마나 큰 신발로 신어야 할까?
스본 스도 후 신발을 신긴 후 몇 가지 자세 중 택하여 스본을 한다. 다리를 올려 보라고 하면 알 수가 있다. 발의 모양은 사람 얼굴이 모두 다르듯 발볼, 발등 높이, 발 길이, 발가락 길이도 모두 다르다.
신발을 신어봐서는 알 수가 없다.
스본 스도 후 근육의 속도가 빨라졌다면 다리 올리는 힘이 짱짱하다. 신발을 신고도 다리힘이 짱짱해야 잘 맞는 신발이다.
안 맞는 신발일 경우엔 신발 신은 다리 오리다 힘이 툭 떨어진다. 약간의 크기는 끈으로 조절할 수 있다.

경험으로 얻는 스본 스도

옷을 입었을 때 움직임에 따라 옷이 늘어나 줘야 편하듯이 발가락의 빠른 속도를 유지해 주는 신발도 발가락이 자유롭게 움직이는 재질로 되어야 한다. 가죽이라 해도 너무 딱딱하거나 신축성이 없는 재질은 결국 발가락 힘을 다시 고장 나게 하기 때문이다. 신발끈이 없는 신발은 발목 부분이 늘어나기 때문에 끈이 있는 신발이 좋다.

신발을 신고 나서 스본했을 때 스본 스도로 이루어진 0.3초의 빠른 힘이 유지되어 다리가 짱짱해야 발에 맞는 신발이다.

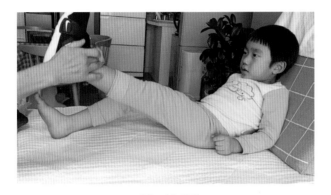

신발 스본 방법

인간은 원래 신발을 신지 않아야 건강하지만, 신발을 신을 수밖에 없는 환경에서 살아가고 있다.

스본 스도를 통해서 온몸의 근육의 반사속도가 빨라졌다면 신발을 신고 난 후에도 그 속도가 똑같아야 건강해진다.

신발 끈이 너무 헐겁거나 조이면 속도에 영향을 준다. 신발을 신은 상태에서 끈을 조절하면서 스본을 한다.

신발은 스본을 통해서 선택하는 것이 이상적이다.

제3장

새로운 용어

김세연 교수님께서 순수한 한글 어원에서 찾아내어 만든 세계 공통어인 스본 스도 용어이다.

1. 스본 스도 용어

KSNS
몸을 안전하게 보호하는 신경시스템

K(Kim), S(보호함), N(신경), S(구조)

스본 스도
스본(Sbon): 스스로 있는 상태를 자세히 본다.

스도(Sdo): 스스로 낫도록 도와준다.

감각 기준표
K-1 눈꺼풀이 접촉되는 감각

K-2 입술이 접촉되는 감각

K-3 손등에 개미나 파리가 기어 다니는 느낌(불쾌감 시작)

K-4 손가락을 최대로 벌렸을 때 압박감

K-5 근육의 압박감

K-6 저린 감각

K-7 표정과 자세를 바꾸지 않고 아파하는 감각

K-8 표정과 자세가 크게 바뀌면서 아파하는 감각

K-9 견디지 못하는 통증

K-10 힘을 잃고 무의식 상태에 빠지는 기절

경험으로 얻는 스본 스도

숨어서 병을 키워 나가는 기간

수키 1단계

통증이 없다.

스도로 짧은 시간 안에 건강해질 수 있다.

수키 1단계부터 스본으로 확인할 수 있다.

수키 2단계

K3, K4 감각이다.

MRI로 미세하게 찾을 수 있다.

X-ray로 발견이 안 된다.

수키 3단계

K5, K6, K7 통증이다.

MRI, X-ray로 발견된다.

통증 종류

스통 - 신경관 부위를 스도할 때 나타나는 통증 K5로 느껴지는 부위가 K7, K8까지 느껴진다.

스무통 - K3~K4 감각이고 혈관과 림프관 순환 이상으로 탄력 없는 상태이다. 손끝으로 느낄 수 있다. 물이 차 있어서 통증을 잘 못 느낀다. 약 복용이 원인이 될 수도 있다. 머리 피부, 측두동맥, 얼굴 옆면 혈관, 조직 응어리 터트리는 스도를 할 수도 있다. 1초 이내 K8, K9 반응이다.

오통 - K4, K5 통증으로 숨겨져 있다가 스도 이후에 생긴 통증이다. 스도 후에 근육 활동이 빨라져서 아직 흡수되지 못한 림프나 기름과 같은 불순물은 터트려 준다. 다친 멍은 즉시 들지만, 스도할 때 멍은 하루가 지나서 생긴다.

모세혈관의 근육이 약해져 있는 부위는 쉽게 멍이 들 수 있으므로 특히 1초 이내의 속도로 누루기해야 한다.

일주일 후에 멍이 거의 사라지고 다시 스도할 수 있다.

우통 - 스도를 통해서 신경이 살아나면서 나타나는 통증과 감각이다. 간지럽거나 개미가 기어가는 느낌이다. 피가 흐르는 감각이다.

스도 방법

비비기(BEBEKI) - K4, K5로 5~10분 근육, 관절, 인대 부드럽게 비벼주고 풀어준다.

미루기(MILUKI) - K7, K8로 0.3초~2초 내로 짧은 시간 밀어서 누른다.

누루기(NULUKI) - K7, K8로 0.3초~2초 내로 누른 후 푸루기한다.

푸루기(PULUKI) - K4, K5로 인대와 근육이 경직돼 있거나 유연하지 못한 관절을 부드럽게 5~10분 풀어준다.

오루기(OLUKI) - K4, 5~15분 오랜 시간을 가지고 통증 부위를 어루만져준다. (노인, 수술 흉터 심한 사람)

꼬지기(KOJIKI) - 고장 난 피부를 꼬집어 비비거나 살짝 비튼다.

경험으로 얻는 스본 스도

2. 새 언어

오리다 - 손, 발을 들어 올리다

내리다 - 아래로 내리다

아미다 - 안쪽으로 밀다

바미다 - 바깥쪽으로 밀다

아다다 - 안쪽으로 당기다

바내다 - 바깥쪽으로 뻗어내다

아도다 - 무릎, 발목, 손목, 팔꿈치를 안쪽으로 돌리다

바도다 - 무릎, 발목, 손목, 팔꿈치를 바깥쪽으로 돌리다

구내다 - 무릎을 구부린 상태에서 옆으로 벌려 내리다

구부다 - 손, 발을 구부리다

내차다 - 앞으로 빠른 속도로 내차다

아수다 - 머리를 앞으로 수그리다

디자다 - 뒤로 제끼다

우미다 - 우측으로 밀다

자미다 - 좌측으로 밀다

우도리다 - 우측으로 돌리다

자도리다 - 좌측으로 돌리다

스도스본사, 스도본사, 스본도사 - 스도와 스본을 하는 사람

스도사 - 스도하는 사람

스본사 - 스본하는 사람

스도본구 - 스도할 수 있는 도구

새로 발견된 자연의학 이론과 실습 K.S.S.에서. (저자 - 김세연)

제4장

스본

두 손과 눈, 코, 귀의 감각기관으로 자연스러운 상태가 아닌 것과 정상적인 것을 찾아내는 방법이다.

1. 스본으로 분별되는 0.3초

1m 높이에서 물건이 떨어지는 중력의 힘은 0.4초~0.5초다.

건강하지 않은 노인이 넘어지는 속도는 0.5초~0.6초다.
언덕을 내려가다가 노인이 넘어진다.
반사 신경 속도가 느려서 쉽게 넘어진다.
골절 사고가 날 수도 있다.

건강한 젊은 사람이 넘어지는 속도는 노인의 반 0.3초다.
건강한 젊은이가 넘어진다.
몸을 보호하려고 빠르게 팔을 뻗는다.
팔이 바닥에 닿는 즉각적인 반응은 0.3초 힘이다.
두뇌에서 팔을 뻗으라고 명령하지 않은 무의식 반사작용이다.
건강한 사람은 반사 신경 속도가 빨라서 넘어져도 덜 다친다.

0.3초의 힘은 스본으로 분별이 된다.
이 세상에 아직은 0.3초의 힘을 측정하는 기계가 없다.
오로지 스본이라는 인간의 손끝 감각만으로 찾을 수 있다.

경험으로 얻는 스본 스도

인간이 창조한 모든 아름다움은 손에서 이루어졌다.

거대한 도시, 건축물, 예술 작품, 요리 등 인간의 신경구조는 피아노, 바이올린보다 더 섬세하다.

신비한 스본 감각도 손으로만 찾을 수 있다.

건강을 유지하기 위해서는 혈관, 림프관, 신경관이 건강해야 한다.

이 세 가지는 서로 분리되어 있고 하는 일이 다르지만, 그중 하나의 기능이 고장 나면 연쇄적으로 기능상의 문제를 유발한다.

림프가 누적되면 혈관과 신경관이 눌려서 혈액순환이 느려지고 근육의 속도가 느려진다. 림프의 누적은 오로지 손끝의 감각으로 찾을 수 있다.

귀가 있어도 눈이 있어도 보고 듣고 깨닫는 것은 내가 똑똑해서가 아니고 하늘이 주시는 축복으로 되어요. 그저 감사할 뿐이어요.

자신이 똑똑하면 도와주기가 어려워요.

자연법칙은 인간보다 더 똑똑합니다.

모든 과학은 실제로 나타나는 현상이 이론보다 우선이다.

이 진리는 변함이 없다.

원인 설명이 없는 고장은 자연과학에서 있을 수 없다.

K5 미만 정도는 스스로 오루기, 푸루기, 비비기, 꼬지기가 가능하다.

2. 명품을 분별하는 전문가처럼

스본 스도에서 스본이 제일 중요하다.
명품이 진짜인지 가짜인지 분별해 주는 전문가처럼 섬세한 손의 감각으로
몸의 상태를 스본한다.

스본의 목적은 속도가 느린 힘을 찾아내는 것이다.
힘의 세기가 아니고 속도를 스본한다.

20% 정도 힘 차이를 손으로 분별하기는 어려워도 속도로는 쉽게 구별할 수
있다. 몸이 고장 난 원인은 근육의 0.3초의 속도가 고장 났기 때문이고 고장
난 부위를 찾는 방법이 아직은 스본밖에 없다.
몸에서 감각신경이 제일 발달된 부위는 손이다.

스본의 뜻은 스스로 있는 상태를 자세히 보는 것이고 어디가 고장이 났는지
찾는 방법이다. 보고, 듣고, 만지는 스본 그리고 힘의 속도는 손의 감각으로
만 측정이 된다. 힘의 속도를 느껴야 정확한 진단을 해나갈 수 있다.

스본은 병원에서 하는 진찰과 비슷한 의미인 것이다. 병원 진찰과 다른 점
은 오로지 손의 감각으로 고장 나 있는 부위를 찾아내는 것이다.

MRI, X-ray로 나타나지 않고 아직 통증이 없는 단계에서도 어디가 고장이
났는지 미리 알 수 있으니 스본 감각이 얼마나 중요한지를 알 수 있다. 스본
이 안 되면 스도를 정확하게 할 수 없다.
스본 없이 포인트만 누르는 스도는 좌우 균형이 맞춰지지 않아 몸이 더 고
장 날 수도 있다.

힘의 속도를 느끼는 손의 감각 말고도 스본할 때 반사적인 움직임, 좌우 대칭 상태를 비교할 수 있는 근육의 크기, 순환이 안 되는 부위의 검게 변한 피부, 혈관 상태, 안 좋은 부위에 있는 점이나 혹, 대칭을 이루지 않는 여러 부위 주름, 냄새, 안색 등 여러 가지 스본을 할 수 있다.

가벼운 실내복을 입고 스본 스도를 마치고 나서 외출복으로 갈아입은 상태에서 스본해 보면 힘이 빠져 있는 때도 있다. 그럴 때는 신발은 물론이고 화학섬유, 통풍 안 되는 옷, 피부에 닿는 상표, 액세서리, 벨트, 금속 단추, 금속 후크, 금속 안경테, 조이는 속옷, 허리가 조이는 바지 등을 하나씩 스본해 보면 원인이 나타난다.

건강한 음식인지도 스본으로 구분할 수 있다.
몸이 건강한 상태에서 음식을 스본을 해보면 정제된 설탕이나 정제 식용유 그리고 알 수 없는 여러 종류의 첨가제가 들어 있는 음식은 몸의 반응 속도가 느리고 자연상태의 모든 음식을 스본했을 때는 몸의 속도에 영향을 주지 않았다.

스본 스도는 자연치유이다.
옷도 음식도 자연스러운 상태일 때 건강을 지켜 준다고 생각한다.

3. 스본 방법

스본해야 할 부위를 0.3초의 속도로 빠르게 누르거나 미는 건 아니다. 밀거나 당길 때 느껴지는 힘의 세기가 아니고 속도를 느끼는 방법이다.
갑자기 빠른 속도로 힘을 주는 게 아니고 오히려 팔의 힘을 적당히 빼야만 느껴진다. 서서히 힘을 주다가 상대방의 힘과 스도너의 힘이 합쳐지는 순간 짧고 강한 힘이 느껴지는 순간이 있다.

다리를 올리는 스본을 할 때 상대방은 다리를 천천히 올리고 스도너는 상대방의 힘을 느끼면서 다리에 얹은 손을 천천히 내린다. 다리에 손을 얹어만 놓는다는 느낌으로 힘을 많이 주지 않는다.

두 힘이 만나는 순간이 있다! 그때 강하게 느껴지는 힘이 0.3초 속도의 힘이다.

누를 때 반사적으로 작용하는 힘의 속도, 강약이다. 스본하는 시간은 처음에는 10초 정도로 훈련한다. 3초 이내의 짧은 순간이다. 숙달되면 1초 안에 느낄 수 있다. 두세 번 이상을 반복하면 정확하지 않아서 15분 쉬고 다시 한다.

힘을 쓰는 일이 아니고 감각으로 느끼는 일이라서 아무리 체중이 많이 나가는 사람도 어렵지 않게 스본이 가능하다. 왜냐하면, 힘을 주고 눌러서 힘의 세기를 측정하는 방법이 아니고 힘의 속도를 느끼는 감각이기 때문이다.

태권도, 요리, 악기 연주 등은 이론만으로는 배울 수 없고 직접 해 봐야 한다. 스본도 마찬가지다.
누군가를 도와주는 과정에서 혼자 느끼면서 찾아지는 감각이다.
간절한 마음으로 스본 스도하면서 느껴지는 무의식의 감각이라고 생각한다.

경험으로 얻는 스본 스도

무의식의 신경구조는 욕심을 가지고는 도무지 배울 수가 없고 무의식 신경을 찾아내는 데는 손끝에 다른 생각이 있으면 발견되지 않는다.

간절한 마음으로 친구를 여러 번 도와주던 지인은 어느 날 스본 감각을 느끼게 되었다고 말했다. 수영을 한 번 배우면 잊지 않듯이 스본 감각도 한 번 오면 다시는 도망가지 않는 신비한 감각이다. 기술이 아닌 무의식의 감각이기 때문이다.

실제로 해 봐야 배워지고 섬세하게 발전된다.
균형 잡는 신경은 무의식이라서 절대로 이론으로는 배울 수가 없다.

스본 스도로 건강해지기 위한 100% 중,
스본 - 70%
스도 - 10%
생활습관 - 10%
운동 관리 - 10%

스본이 다양하고 섬세할수록 더 정밀하게 스도할 수 있다.

힘의 강약이 아니고 속도. 반사속도의 강약, 속도의 지속 시간,
  태권도 배움을 기록할 수 있을까???
  도장에 가서 연필이나 노트로 기록하는 그것을 본 적이 있나요.

스본 스도는 근육 이름과 아무런 상관이 없어요.
  시계방향으로 작동되는 근육에 힘을 스본합니다.
  걸어갈 때 맨 처음 움직이는 근육이 무엇인지 알 수가 있나요?
  자세마다 달라요.
  처음부터 비디오를 잘 보셔야 이해됩니다. 지금까지 알고 계신 의학 지식
  을 연관하시면 도무지 배울 수가 없습니다.

어려운 일을 하고 견디면 그만큼 보화가 있어요.
  훈련이 강할수록 지나면 성장의 밑거름이 되어요.
  저에게 세상에서 가장 어려운 일은 행동하는 사랑이라고 생각해요.
  내 힘으로는 불가능한 세계라고 생각해요.

  도전하면 할수록 불가능한 자신의 부족함을 알게 되는 무능한 존재.
  끝없는 인간의 비밀 앞에 우리의 지식은 녹아서 사라지는 한 송이의 눈에
  지나지 아니하는 짧은 인생을 느끼는 하루하루가 보화가 아닐까요? 내가
  알면 무엇을 아는가.

  인생 칠팔십 길게 살아야 구십.
  추운 겨울 하늘에서 내려와 우리 손바닥 위에서 녹아서 사라지는 작은 눈.
  한 송이의 모습이 우리랍니다.

경험으로 얻는 스본 스도

4. 스본할 때 힘이 느려지는 자세와 액세서리, 의류

스본을 방해하는 원인은 여러 가지가 있다.

(1) 등 각도가 70도인지 확인한다. 환자의 등이 직각일 때는 정확한 스본이 안 된다.

(2) 머리가 한쪽으로 기울었는지 확인한다.
   기울어진 쪽 힘이 느려진다.

(3) 몸이 일직선이어야 한다.
   몸이 한쪽으로 기운 상태에서는 스본이 정확하지 않다.

(4) 손을 깍지 껴서 배 위에 올리면 정확한 스본이 안 된다.
   깍지를 끼거나 손목을 겹치면 속도가 느려진다. 손은 자연스럽게 옆에 내려놓는다. 손의 감각신경에 영향을 줘서 그런 게 아닐까 생각한다. 스본으로 확인해보니 손의 감각신경은 손끝에서 팔목과 팔꿈치의 중간까지였다.

(5) 화학섬유 옷을 입으면 몸의 속도가 느리다.
   맨살에 닿는 옷이 화학섬유이면 몸의 속도가 느리다. 면이 아니어도 땀 배출이 잘 되는 기능성 옷은 괜찮았지만, 겉으로 볼 때 순면 같은 원단이지만 순면이 아닌 원단이 많고 구별하기 어렵다. 스본으로 구별할 수 있다.

(6) 액세서리를 착용하면 몸의 속도가 느리다.
   순금, 순은, 천연진주, 원석 목걸이나 팔찌는 괜찮지만, 그 외 대부분 시계나 액세서리는 몸의 속도를 느리게 한다. 모든 귀걸이나 반지 착용은 손가락의 감각신경에 방해가 되어서 몸의 속도가 느려진다.

(7) 핸드폰은 몸의 속도를 느리게 한다. 핸드폰은 내려놓고 스본한다. 전자
파가 차단되는 필름이나 스티커를 부착하면 힘의 속도에 영향을 주지
않는다.

(8) 금속은 몸의 속도를 느리게 한다.
금속 안경, 벨트 금속 장식, 브래지어 와이어, 바지 금속 후크, 금속 머리
핀 등 금속 장식도 스본에 방해가 된다. 피부에 닿는 안경다리 안쪽 부
분이나 벨트 금속 장식 안쪽은 매니큐어를 바르면 방해가 되지 않는다.
(모든 금속이 그렇지는 않다. 스본으로 분별이 된다.)

(9) 자동차 키, 카드 등도 몸의 속도를 느리게 한다. 뒷주머니에 카드지갑을
넣고 종일 일하면 건강에 좋지 않다.

(10) 허리를 조이는 작은 옷이나 속옷, 꽉 끼는 바지, 손목이나 발목 무릎 보
호대 등도 정확한 스본을 방해한다.

5. 순간힘이 센 사람 스본

스본은 0.3초의 힘이 고장 난 신경을 찾는 일이다.
건강하지 않은데도 힘이 센 사람이 있다.
그런 사람은 건강할 때 근육의 속도가 0.2초가 아닐까 추측해 본다.

몸이 고장 난 상태인데도 발가락 힘이 돌처럼 단단하다.
좌우 균형이 맞지 않아서 몸이 고장 났기 때문에 스본으로 원인을 찾아야
하는데 도무지 스본으로 나타나지 않는다.

예전에 씨름, 합기도처럼 순간 힘을 사용하는 운동을 하던 사람이나 골격이
큰 사람들은 스본할 때 5% 정도 힘을 빼고 스본을 해야만 고장 난 부위를 찾
을 수 있다.

몸 여러 부위가 안 좋은데도 모든 발가락이 돌처럼 단단하다. 허리가 아프
면 엄지발가락 한쪽 구부리는 속도가 약한데 양쪽 모두 힘이 세다.
고관절 통증이 있는데도 새끼발가락 힘이 엄청나게 세다. 도무지 스본으로
측정되지 않는다.

스도 받는 사람은 허리가 아프다는데 스도너는 발가락 힘이 너무 세서 상대
방이 왜 아프다고 하는지 모를 수 있다.

그럴 때는 스본할 때 약간의 힘을 빼라고 하고 나서 스본하면 고장 난 부위
를 스본으로 찾을 수 있다.

5% 정도 힘을 빼면 된다.

거의 남자인 경우가 많은데 간혹 여자도 있다.

발가락뿐 아니라 몸의 속도가 빠르다고 판단하기 전에 특수한 스본이 필요하다.

순간 힘이 센 사람들은 대부분 뼈가 굵고 근육이 크다.

뼈가 굵고 근육이 빵빵하고 힘이 세다고 건강한 게 아니라 양쪽 발이 감지하는 신경들이 똑같아야 한다. 좌우 0.3초 속도의 힘이 대칭 상태일 때 건강한 것이다.

경험으로 얻는 스본 스도

6. 스본 스도 마치기 전에 반드시 스본하기

스본 스도하는 중에 갑자기 빠른 힘이 한꺼번에 빠질 때가 있다. 느린 힘이 아니라 0.3초의 빠른 힘이다.
많이 고장 난 부위를 스도했을 때 그렇다.

스도를 마치고 나서 빠른 힘이 유지되고 있는지 반드시 스본으로 확인해 봐야 한다.
모든 힘이 느려져서 처음으로 돌아가 있는 경우이다.

누르기나 미루기한 부위를 충분히 풀어주고 적외선을 10분 정도 쬐고 기다려도 빠른 힘이 들어오지 않는다면 스본해서 약한 다른 부위를 찾아서 스도하면 힘이 다시 들어온다. 한꺼번에 풀렸던 힘은 들어올 때도 한꺼번에 들어온다.

안쪽 복숭아뼈 아래에 있는 장무지굴근 인대나 오른쪽 상완이두근 정지점을 스도본구로 0.3초의 속도로 튕기듯 1회 미루기하면 순식간에 온몸의 빠른 힘이 다시 들어오기도 한다. (거의 오른손잡이라서) 오른쪽 상완이두근을 만졌을 때 K8 통증은 K4로 떨어진다.

물론 다른 부위를 찾아 스도해도 힘이 들어오지만 중요한 건 스본 스도 마치기 전에 반드시 스본해서 힘 유지가 되고 있는지 확인을 해야 한다. 힘이 풀린 상태로 마치게 되면 시간이 지나도 회복이 잘 안 되기 때문이다.

7. 스본 스도 순서

처음부터 발가락 열 개의 힘이 빠라지는 건 아니다.
물론 엄지발가락부터 스도를 해야 하지만 다리 부분 먼저 스본 스도를 해도
발가락 힘이 들어오기도 한다.

부끄러운 일이지만 발가락만 누르면 낫는 줄 알았던 적이 있었다.
6년 전 스본 스도를 알고 나서 허리랑 무릎을 고치겠다고 성급한 마음에 엄
지발가락 신경 부위를 피부가 벗겨지도록 눌렀었다.

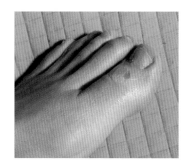

혼자 스본을 할 수 없어서 혼자 하면 잘 안 고쳐진다는 것도 알게 됐고 발가
락만으로는 몸을 고칠 수 없다는 걸 한참 지나서 알게 되었다. 물론 발가락
고장이 먼저였겠지만 그로 인해 이미 신경관이나 혈관이 손상된 상태였고
먼저 그 문제들을 해결해야 했었다.

심하게 기울고 있는 건물일 경우에는 지지하고 있는 골조 세우는 일이 우선
이 될 수도 있을 것이다.

발목, 종아리 안쪽 바깥쪽, 무릎, 허벅지, 엉덩이 부위 등 순서대로 스본에
의한 스도를 하다 보면 발가락 힘은 빠라져 있다.

경험으로 얻는 스본 스도

오래전 수술이나 사고로 생긴 흉터 푸루기만으로 발가락뿐 아니라 온몸의 힘이 80% 들어오는 예도 있어서 먼저 흉터를 푸루기해 볼 수도 있다. 섬유근육통이나 수년 동안 원인도 모르고 힘없이 지내던 사람도 안쪽 복숭아뼈 아래에 있는 장무지굴근 힘줄 미루기만으로도 온몸의 속도가 빨라지는 경우도 많다.

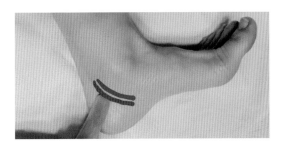

빨간색 장무지굴근 신경, 파란색 장지굴근 신경

두세 시간씩 걸려 스본 스도 하던 때가 있었다.
양쪽 발가락 5분씩 스도 후 다리 포인트 스도하고 푸루기 15분씩 물이 차 있는 부위 10분씩, 오루기, 꼬지기하다 보면 양쪽 무릎까지 두세 시간을 훌쩍 넘겼다.

지나고 보면 스본 스도 기초를 다지는 소중한 시간이었다. 손가락 감각을 숙달시키고 기초를 다져서 실수를 많이 하지 않기 위한 필수 과정이 아니었을까 생각한다.

어떻게 해서라도 발가락 열 개의 속도가 빠르면 되지만 발가락 인대를 다쳤거나 골절 특히 엄지발가락이 골절이었던 적이 있었다면 반드시 다친 발가락 우선으로 스도를 해야 한다.
엄지발가락을 다치면 기초가 무너지는 건물과 같아서 무릎, 고관절, 경추, 온몸이 고장 난다.

우측 다리 통증은 좌측 다리가 약해서 우측에 과부하가 걸려서 생길 때도 있어서 근본 원인은 현상의 상태가 아닌 양쪽 발과 몸 전체를 스본해서 찾아서 약한 부분을 강화시키면 몸이 스스로 치료합니다.

얼음 마사지는 통증을 줄이기는 하지만 혈관 근육이 축소되고 근육이 경직된다.

아주 옛날 사람들은 치과가 없을 때 사랑니를 뽑았을까요? 현대인들의 문화생활로 인한 퇴보 아닐까요?

스도할 때 쥐나는 이유는 응축된 근육이 갑자기 늘어나면서 힘이 세지면서 나타나는 자연현상이다.

스본 스도로 건강해지면 몸…. 마음 다 새롭게 변화되어요.
  감사합니다. 하늘이 주신 선물.

똑바로 정신 차려요.
  수많은 자기 방법대로 가르치는 자가 있어요.
  혼란. 조심.

짝퉁을 조심해야 합니다.
  많이 쓰면 아는 것처럼 혼란에 조심하세요.

지금까지 알고 있는 치료법을 버려야 배울 수가 있어요.
  절대로 다른 수기법과는 병행할 수가 없다.

경험으로 얻는 스본 스도

제5장

스도

자연법에 따라 몸이 스스로 건강해지도록 도와주는 방법이다.

약화된 근육의 안전장치 KSNS 신경을 1초 이내의 속도로 자극한다.

1. 누루기 속도는 자연의 이치

스도 시간은 0.3초~2초 이내의 자극에서 신경이 살아난다.

힘줄이나 인대의 위치에 따라서 발이나 손, 팔 신경 포인트는 0.3초~0.5초로 스도하고 근육 안에 있는 포인트일 경우에는 근육의 두께에 따라서 0.5초~2초 이내의 속도라고 생각한다.

생명체는 몸이 약하거나 병이 나면 에너지 소모를 줄이려고 천천히 움직인다. 인간에게는 빨리 걸으면 통증을 일으키게 하고 맛있는 음식을 먹고 싶어도 많이 먹지 못하게 식욕을 억제하고 뛰어놀고 싶어도 뛰지 못하도록 KSNS 신경은 온몸의 속도를 느리게 만들어서 더 많이 고장 나지 않도록 몸을 보호한다.

활발하게 움직이지 못하게 하거나 계속 누워 있도록 하거나 잠을 자게 해서 에너지 소모를 줄이도록 몸에 명령을 내리는 것이다.

김세연 교수님께서는 스도를 배우게 된 동기가 있었다고 하셨다. 콘크리트 바닥에서 말라 죽어가던 지렁이를 나뭇가지로 건드리니 꿈틀거리며 빠른 속도로 움직이는 걸 보고 최대한 에너지 소모를 줄이려고 가만히 죽은 것처럼 있다가 갑자기 반사적으로 꿈틀대는 지렁이를 통해서 스도를 배웠다고 하셨다.

신경관이 고장 나서 수년간 고통 속에서 지내던 사람이 고장 난 자동경보장치를 찾아서 풀어주면 건강해진다.

경험으로 얻는 스본 스도

고장 난 경보장치를 풀어주는 일이 스도이고 풀어주는 속도는 0.3초~2초 이내여야 한다. 고무망치로 무릎을 톡 치는 순간 반사적으로 발이 튀어 오르는 시간이다. 강하게 2초 이상 오래 누른다면 오히려 발은 작동하지 않는다.

신경이 살아나기 위해서는 힘보다 속도에 영향을 더 받기 때문에 힘이 센 스도녀만이 유리한 게 아니라 건강한 사람이라면 누구나 스도를 할 수가 있다.

두뇌의 명령과 상관없이 통제되었던 근육은 순간적인 자극을 통해서 깨어난다.

그 시간은 0.3초~2초 이내여야 한다.

발처럼 피부와 가까운 신경은 0.3초의 속도로 스도하고 엉덩이처럼 근육이 두꺼운 부위 신경은 1초나 2초 이내로 미루기나 누루기를 한다.

고장 나 있던 근육이 깨어나기 위한 시간이다.
자극에 대한 반사작용이다.

고무망치로 무릎을 톡 치면 작용하는 것처럼 스도의 짧은 시간은 자연의 이치인 것이다.

2. 신경을 깨우는 스도 방법

고장 난 제동장치를 찾아내는 일이 스본이고 제동장치를 풀어주는 일이 스도다.

스도할 때 중요한 일은 정확한 포인트를 찾아서 미루기, 누루기하는 것이다.

엉뚱한 부위를 스도하면 그 부위에 상처를 냈기 때문에 힘이 들어오지 않을 뿐더러 상처가 나을 때까지 기다려야 할 수도 있다.

경험이 부족하고 포인트 누루기가 아직 부족하다면 누르는 시간을 약하고 길게 하면서 경험을 쌓는 일이 필요할 것이다.

스도했는데 힘이 안 들어왔다면 정확한 포인트를 스도하지 않아서 그렇다. 그럴 때는 10분 이상 쉬었다가 스도해야 한다. 힘이 안 들어왔다고 계속 그 자리를 스도하면 힘도 안 들어오고 피부 신경이 다치게 된다.

몇 초 동안 누르기하는 긴 자극이 아니다.
0.3초~2초 이내의 짧은 순간의 충격 자극이다.
K7, K8, K9까지 느끼게 되는 통증이다.
하지만 스통(스도할 때 나타나는 통증)은 스도 후 2~3초 후부터 감소되고 1분이면 사라지는 통증이다. 2초 이내의 통증이라서 두뇌 깊숙이 기억되지 않기에 다시 스도를 받을 수가 있는 것이다.

대부분 반사적으로 몸을 뒤틀거나 소리를 지르고 땀을 흘리기도 한다. 몸이 많이 안 좋은 사람일수록 스통을 더 강하게 느낀다.

경험으로 얻는 스본 스도

고통의 시간이 길었던 사람일수록 스통을 참아낸다. 얼마든지 참아내겠다는 모습이다. 하지만 스통 반응을 너무 안 보이면 스도너는 스도가 아직 안됐다고 판단할 수도 있기에 너무 참을 필요는 없다.

신경이 고장 났기 때문에 스도 과정이 아플 수 있는데 스도 과정은 무조건 아픈 것이라고 강하게 누르면 힘도 들어오지 않을뿐더러 다칠 수 있다. 힘이 들어왔어도 피부 신경이 다치게 되면 힘이 다시 풀어질 수도 있다.

스도는 힘을 강하게 쓰는 일이 아니다.
힘센 남성이 느린 속도로 강하게 누루기를 하면 다칠 수가 있다. 팔의 힘을 빼고 빠른 속도로 해야 다치지 않는다.

스도하고 푸루기 후에 적외선을 쬐고 다시 스본해 보면 연쇄적으로 힘이 들어오는 예도 있어서 한꺼번에 여러 부위를 스도 하기보다는 스도-적외선-스본으로 확인하면서 스도를 한다.

3. 스본 스도 시간

두꺼비집의 스위치를 올리면 전기가 들어오는 것처럼 스도는 고장 나 있는 신경의 스위치를 켜는 일이라서 간단한 일이다.

스본 스도가 간단해지기 위해서는 스본 감각이 섬세해질수록 어느 근육까지 빠른힘이 생긴 지 알 수 있어서 스도 부위가 중복되는 일도 없을 것이다.

나이와 건강상태에 따라서 스도 시간이 달라질 수 있지만 숙달된 사람은
스도 3분씩×3회.
스본+근육 푸루기 20분.
남은 시간은 적외선.
총 1시간 미만 시간이 소요된다.

하지만 유튜브를 보고 똑같이 인대나 힘줄 누루기, 미루기 후에 10분, 15분 푸루기를 따라 하다 보면 스본 스도 시간이 2시간을 넘기기도 한다.
숙달되기까지 두세 시간의 스본 스도 과정은 공부하는 데 많은 도움이 된다. 실제로 실습해보는 시간이기 때문이다.

인대나 힘줄 위치도 공부하게 되고 근육에 물이 찬 사람은 포인트 누루기를 할 수 없어서 푸루기로 하다보면 스도하는 시간이 길어지고 낫는 기간이 오래 걸린다는 것도 알게 된다.

경험으로 얻는 스본 스도

스본 스도 시간이 짧아지려면 여러 부위에 힘이 연쇄적으로 만들어지는 포인트를 정확하게 스도 해야 한다.

중요한 건 건강상태에 따라 스도 범위가 정해지고 젊은 사람은 스도 강도를 강하게 할 수 있지만, 몸이 감당할 만큼만 해야 할 사람도 있어서 욕심을 부리면 안 된다.

스본 스도는 이 세상에 없던 새로운 자연치유 방법이라서 스본 스도 받는 사람은 주의해야 할 내용이 많다. 지켜야 할 일들을 설명해야 하고 때로는 그동안 오랫동안 고통스러웠던 아픔을 공감해주는 시간도 필요할 것이다.

발과 다리의 포인트는 80여 개, 상체의 포인트는 400여 개다.
그 많은 포인트 중에 어디를 스도해야 되는지는 오로지 스본의 결과뿐이다.
두 번째 발가락 스도는 반대쪽 허벅지 바깥쪽 힘과 팔의 바깥쪽 근육 힘이 빨라지고 반대쪽 팔을 뒤로 나란히 하는 힘까지 강해진다. 눈에 보이지 않지만, 내장기관에도 빠른 힘이 만들어질 수 있다.

앞으로 남아있는 사람들이 연구해서 무궁무진한 스본 스도 방법을 찾아내면 더욱더 간단해질 수 있을 것이다.

4. 허리가 아픈데 어디를 스본 스도 할까?

물론 한쪽 엄지발가락 구부다 힘이 없으면 허리가 아프지만, 허리가 아픈 사람은 허리만 고장 나지 않았다.
허리 문제는 1이고 나머지 숨어있는 문제가 9인 경우도 많다.

몸은 유기적으로 움직이기 때문에 어느 근육이 고장 났는지 손으로 찾아낼 수 있다. 허리가 고장 났지만 연관된 근육을 스본으로 찾아내어 고치기 때문에 몸 전체가 건강해지는 방법이다.

상체 스본 스도는 하체 요추까지 마치고 나서 할 수 있지만, 하체를 스도하면 상체의 힘은 거의 완성된다.
무너져 가는 집도 주춧돌과 기둥을 세우고 나서 서까래나 지붕을 고쳐야지 순서가 바뀌면 집이 고쳐지지도 않고 오히려 더 위험해질 수도 있지 않을까 생각한다.

스본은 땀 흘리면서 힘 겨루는 일이 아니고 0.3초의 힘을 느끼는 감각에 가깝다. 팔심이나 어깨 힘만을 사용하면 스도너의 건강도 안 좋아지고 상대방이 다칠 수도 있을 것이다.

인대나 힘줄 속의 신경을 짧은 시간 안에 깨워서 근육이 일하도록 하는 스도는 정확한 포인트를 찾아서 1초 이내의 짧은 순간의 속도로 누르기나 미루기를 한다. 손으로 만져 보고 눌러 보면서 위치를 확인하는 일이 필요하고 스도 위치가 정확해야 실수를 줄인다.

힘줄 스도는 스도본구를 힘줄의 반대 방향에 대고 튕기듯 두세 번 미루기한다. 손을 떼지 않고 연속으로 미루기를 한다.

뼈 가까이 짧게 붙어있는 인대는 인대의 반대 방향에 스도본구를 대고 콕! 쿡! 꾹! 1초 미만 순간의 속도로 누루기를 해야 미끄러지지 않는다. 손을 떼지 않고 연속으로 2~3회 누루기를 한다.

근육에 물이 많이 찼다면 시간이 걸리더라도 손으로 푸루기를 하고 스도본구 사용을 조심해야 한다. 부어있어서 신경의 위치가 깊다 보니 정확한 스도가 안 되고 멍이 들 수 있다. 멍이 생기면 힘이 빠질 수도 있는데 혈관신경인 홀 신경과 관계가 있다고 생각한다.

지난번 만든 힘이 빠졌다면 이번에는 다른 부위를 스본으로 찾아 스도한다.

여러 가지의 스본이 복잡해 보여도 한 부위 스도로 연달아 여러 부위에 힘이 들어오는 경우도 많아서 스본에 의한 스도를 해나간다.

스도 강도는 근육량이 많거나 젊은 사람은 조금 강해도 괜찮지만 나이 든 사람은 건강상태를 확인하면서 조절한다.

뼈와 인대가 약하기 때문에 강도를 조심해야 하고 스도를 통해서 근육에 빠른 힘이 들어오고 나면 근육이 일하기 시작하는 거라서 혈액량에 따라 근육이 감당할 만큼 스도 범위가 정해진다.

5. 허리 스본 스도는 허리만 좋아지지 않는다

양쪽 발가락 힘의 속도가 빨라지면 똑바로 걷게 된다.
똑바로 걷게 되면 무릎만, 척추만, 목만 좋아지지 않는다.

무릎이 안 좋아 스본 스도를 하면 무릎만 좋아지는 게 아니라 허리도 좋아지고 인내하는 시간이 지나면서 고관절도 좋아지고 어깨도 좋아진다. 그러면서 내장기관들도 좋아진다.

우리 몸이 삐다닥한 이유는 발바닥에서 요추 5번까지 약한 근육이 있어서 그렇다. 어느 근육이 약한지 스본으로 찾아 스도를 하면 몸은 여러 부위가 건강해진다. 살아 움직이는 인간의 몸은 분리된 상태가 아니고 전체가 유기적으로 움직이기 때문이다.

스본 스도를 시작하고 10개월이 지나면 피의 생산량도 늘어난다. 아기가 엄마 배 속에 있는 임신 기간과 비슷하다.
발가락 압력의 속도가 느리게 작용하면 뼈 자체의 혈액공급 순환이 적어지고 발가락 열 개의 속도가 강해지면 뼛속으로 혈액을 공급시켜서 관절들이 강해진다.

건강한 사람이란 힘센 사람이 아니라, 무게 중심이 발바닥 안으로 들어오는 사람이다. 0.3초의 속도를 내는 발이 감지하는 신경을 양쪽이 같도록 스본 스도 해주면 몸은 스스로 건강해진다.
중요한 사실은 우리 몸이 고장 난 큰 원인은 작은 신발과 발목을 조이는 양말 때문이다.

6. 혈관 상처 푸루기

도시를 세우는 전문가의 말을 들으면 제일 먼저 자재를 수송하기 위해서 도로를 닦고 오물이 나가도록 통로를 만드는 일이 우선이라고 하였다. 도로를 만들어야 하듯 우리의 생명을 유지하기 위해서는 피와 영양분 등을 수송시켜야 하고 그러기 위해서는 통로가 있어야 한다.
우리 몸에 도로가 되어주는 혈관이 건강하면 큰 문제가 일어나지 않는데 사고로 인하여 다쳐서 흉터가 생기고 여러 가지 이유로 혈관이 제 역할을 못하면 신경관이 고장을 일으켜서 수키(잠복기) 기간이 시작되는 것이다.

혈액의 수송량에 비하여 근육을 너무 많이 사용하면 신경은 근육을 사용하지 못하게 해서 근육세포를 보호한다. 건강한 근육이 만들어지기 위해서 혈관이 건강해야 하는 이유다.
근육이 약하다는 건 혈액 순환에 문제가 있거나 혈액량이 모자라서 근육이 만들어지지 않는 경우가 많고 운동만으로는 근육이 커지지 않는 이유인 것이다.

이렇게 혈관은 우리 몸을 구성하는 중요한 통로라서 독립된 신경구조로 이루어졌고 혈관 벽은 자율신경과 간접적으로 연결되어 있다.

혈액검사, 수혈, 영양주사 등 여러 이유로 주사를 맞는다.

주삿바늘이 혈관 벽에 닿는 동시에 KSNS 신경에 영향을 주면서 발가락 속도뿐 아니라 몸 전체 모든 속도가 느려진다.
혈관 벽이 KSNS 신경과 연결되어 있기 때문이다.

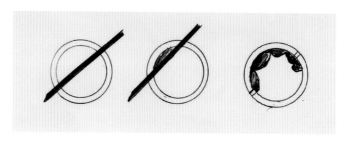

혈관 벽 내의 흉터

보톡스 주사를 맞아도 발가락 속도부터 온몸의 속도가 느려진다.
배에 인슐린 주사를 맞거나 수지침을 놓거나 체했을 때 손톱 아래를 땄을
때도 마찬가지다. 혈당검사 바늘은 괜찮다.

하지만 주삿바늘 자국을 푸루기하면 몸을 보호하려고 걸려 있던 제동장치
가 풀리면서 발가락의 빠른 힘도 다시 돌아오고 주사 맞기 전의 몸 상태로
돌아온다.

주사를 맞고 2일쯤 지나 주삿바늘 자국을 지그시 눌러 1분 정도 푸루기하면
발가락부터 온몸의 속도가 즉시 빨라진다.
피부를 비비는 게 아니고 혈관을 부드럽게 압박한 상태에서 문질러 푸루기
한다. 자가 스도로도 가능하다.

경험으로 얻는 스본 스도

모든 병에서 가장 중요한 것은 혈관이다.

피가 흘러야 스본 스도가 가능하다.

발의 혈관이 복잡하고 끊어진 경우엔 스본 스도해도 100% 건강해질 수 없다.

60~70% 회복으로 만족해야 한다.

온몸의 피가 생성되는 시간은 3개월부터 몸이 더워지면서 10개월 걸린다.

아기 임신 기간과 비슷한 시간이 필요하다.

갱년기에는 몸에 열이 발생한다. 이것은 병이 아닌 자연 상태다.

발이 차가우면 열 발산이 상체로 가서 불쾌감을 느낀다.

스본 스도하고 6주 후에 발이 더워지고 열 발산을 하체가 하여 상체의 열 발산이 없어진다.

상상할 수 없는 건강으로 피곤이 없어진다.

작은 신발과 양말이 대체로 원인이다.

우리 몸에 통증이 오게 되면 통증 부위에 조직 호르몬 히스타민이 나와서 모세혈관을 확장시켜 준다. 부분적으로 혈관들이 확장되어 혈액 순환이 잘되게 한다.

다친 흉터는 혈관이 생성되도록 반드시 K5 정도로 푸루기해야 한다.

7. 흉터 스본 스도

흉터 스본은 눈으로 찾을 수 있다.
발가락 스도보다 먼저 흉터를 꼬지기나 푸루기를 해 본다.

흉터의 조직은 혈관을 좁히고 피가 통화는 걸 방해하여 신경관이 고장 난다. 반드시 꼬지기나 푸루기를 해야 한다. 무릎처럼 부위에 따라서 흉터는 신경과 마찰하여 수시로 섬세한 통증을 일으키기도 한다.
얼굴, 내장기관, 호흡기 신경은 작은 자극에도 일상생활에 큰 불편을 일으키기 때문에 얼굴이나 머리 쪽 흉터를 찾아 축소된 동맥을 찾아 푸루기를 한다.

많이 고장 난 흉터일수록 꼬지기하면 K7~K8 이상으로 통증이 심하다. 흉터가 아문 시기와 상관이 없다.
오래전에 깨끗이 아물어서 연관이 없을 거라고 알고 있는 경우가 많지만, 어디를 다쳤었는지 시술이나 수술했는지 스도너에게 말해 줘야 하고 스도너는 먼저 흉터를 꼬지기 또는 오루기, 푸루기를 한다.

흉터는 오랜 수기 기간을 지나 현재 나타난 건강 문제의 원인일 수도 있다.
요즘은 수술하지 않고 시술을 많이 하는데 시술 흉터가 작아도 눌러서 아픈 흉터는 다 찾아서 꼬지기로 풀어줘야 한다.

오래되어 잘 보이지 않는 무릎 시술처럼 작은 흉터라도 푸루기해 주지 않으면 늘 예민한 통증을 일으킨다. 무릎 부위는 눌러서 아픈 곳은 다 풀어야 다리 힘의 속도가 빨라진다.
수십 년 전 흉터를 풀고 난 후에 발가락부터 온몸의 힘이 70% 이상 들어오는 경우도 많다.

흉터로 오랫동안 고생할 수도 있으므로 어릴 때부터 다친 후 상처가 아물고 난 후에는 반드시 꼬지기, 푸루기를 해야 한다.

혈관이나 근육의 손상 정도에 따라서 흉터 스도를 해서 힘이 들어왔더라도 일주일 정도 지나서 발가락 힘이 느려지는 사람도 있다. 혈관 손상이 심한 경우엔 흉터가 작아도 신경 정보가 부족하여 회복이 느리거나 좋아지기 어려울 수도 있다.

상처 부위가 작더라도 찍혔거나 못을 밟아서 깊게 찔리거나 기계에 절단된 흉터는 신경 손상이 심하다. 특히 손과 발의 화상은 정맥이 피부 바로 밑에 있으므로 큰 영향을 받게 된다.

손상 정도는 푸루기해 보면 알 수 있다. 통증이 K7 이상이고 흉터 부위가 붉은색으로 변하면 혈액이 흐르면서 순환이 되는 거다.

K8 감각이라서 처음엔 약하게 꼬지기한다. 적외선을 5분 정도 쬐고 그다음엔 조금 강하게 꼬지기하고 통증이 K5 정도로 떨어지면 된다. 적외선은 없어도 된다.

며칠 후 다시 꼬지기나 푸루기한 후 더 이상 붉어지지 않고 통증이 많이 줄어 있으면 푸루기가 잘된 상태다. 꼬지기한 후 스본해 보면 여러 부위 힘이 강하게 들어오는 경우가 많아서 흉터 스도를 제일 먼저 한다.

8. 스도와 멍

근육이 일을 안 하고 근육 사이에 물이 꽉 차서 모세혈관벽이 약해진 상태에서 누루기를 하면 쉽게 멍이 생긴다.

인대나 힘줄 속에 있는 신경을 스도하다 보면 멍을 피할 수는 없지만, 스도 위치가 아닌 부위를 강하게 스도하면 다칠 수 있다.
다치면 근육의 빠른 힘이 빠진다.

건강한 상태에서 칼에 베이거나 화상을 입거나 넘어져서 다치고 멍이 들면 몸 상태가 안 좋아진다.
혈관 벽에 있는 홀신경과 KSNS 신경과 연관이 있어서 그런 게 아닌가 생각한다.

스도는 힘보다 속도가 중요하다.
물론 푸루기만으로도 빠른 힘이 들어오는 예도 있지만, 인대나 힘줄을 누루기 할 때는 1초나 2초 이내의 속도로 누루기를 하므로 위치를 정확히 모르는 상태에서 빠르게 누루기를 하다 보면 다칠 수가 있다.
스도 위치를 만져 보고 눌러 보고 지인들을 많이 만져 보고 살펴보면서 손으로 누루기를 하거나 스도본구를 약하게 사용해야 실수를 줄인다.

스도 시간을 1초 이내의 짧은 속도로 미루거나 누루기를 하고 나서는 충분히 푸루기하는 과정도 필요하다.

9. 스도본구 사용 방법

손발의 관절처럼 섬세한 힘 조절이 필요하고 인대가 미끄러운 부위를 누르기 할 때는 스도본구를 짧게 잡는다. 장경인대, 반막양근 등.

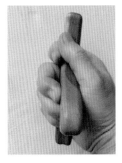 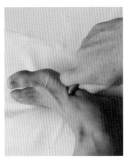

근육이 두꺼운 부위는 길게 잡는다. 전경골근, 대둔근, 기립근 등.

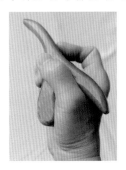 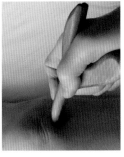

무릎 위 신경이나 손등 발등 인대 스도는 둥근 스도본구를 사용한다. 손등이나 발등의 인대를 한 번에 사선으로 빠르게 긁을 때 등.

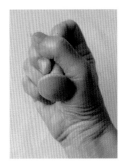 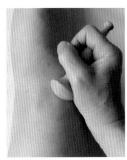

10. 계속 찾아내야 하는 스도 포인트

처음부터 누구에게나 여러 가지 스본과 스도가 꼭 필요한 건 아니다. 스본 결과에 따라 스도를 하면 된다.

몇 년 동안 사용하던 가전제품이 고장 났어도 선 하나만 연결해서 간단히 고칠 수도 있고 한 달 전에 산 가전제품이라도 여러 곳이 고장 났으면 고치는 시간이 오래 걸린다.

사람도 마찬가지다. 그렇지만 살아서 움직이는 인간의 몸은 가전제품과 달라서 원인이 사람마다 다르다. 여기가 고장 났다고 반드시 이렇게 해야 한다는 공식이 없다. 그래서 같은 부위를 계속 스본 스도 하기보다는 새로운 포인트를 찾거나 연쇄적으로 힘이 들어오는 포인트를 찾아낼수록 스본 스도는 간결해진다.

건강해진 올케는 명절 때나 가족 행사 때만 간단하게 스본 스도 해줬다. 그런데도 불편한 부위는 좋아졌다. 예전보다 건강해졌어도 만날 때마다 힘이 잘 유지되고 있는지 확인하고 그동안 공부한 새로운 스본 스도를 해준다.

불편했던 부위가 좋아졌어도 지난번과 다른 스본 스도를 하게 되면 소화 기능이 좋아져서 밥맛이 더 좋아지기도 하고 발가락의 힘이 더 단단해지면서 근육량이 늘어나기도 한다.

새로운 포인트를 적용한 만큼 숨어있어서 아직 모르던 여러 부위가 건강해지기도 한다.

스본 스도 공부는 끝이 없다.

제6장

신발과 의류

현대인은 작은 구두를 신어서 발가락 다섯 개와 발목이 자연스럽게 움직이지 못한다.

발에 맞는 신발이란 스본 스도를 통하여 몸에 0.3초의 반사속도 힘이 만들어진 상태에서 신발 스본으로 찾아진다.

인간의 피부 감각신경은 마치 두꺼운 옷을 입은 것처럼 우리의 몸 전체를 보호한다.

1. 나는 신발을 크게 신어요

"나는 신발을 크게 신어요. 이 신발이 제일 편해요."
지인들은 모두 이렇게 말한다.
사람들은 자신의 발 크기를 정확히 모르고 있다.

작은 신발 안에서 꼼짝 못 하던 발가락이 버티다가 몸이 고장 났는데도 지금 신는 신발이 편하다고 한다.

인간의 발 구조는 원래 맨발로 걸어 다니게 만들어졌지만, 신발이라는 틀 형태에 따라 발모양이 변하고 있다.
나이 들수록 건강한 발 모습에서 점점 멀어지고 있다.

신발 안에서 발가락이 자유롭게 움직여야 몸이 제대로 작동을 하는데 발등이 높아도 발볼이 넓어도 신고 있는 모든 신발 치수는 똑같다.

남편 발에 맞는 신발 치수는 280이다. 수십 년을 265치수로 정해 놓고 모든 신발을 265치수로 신었다.

건강했던 남편은 심장 기능도 안 좋아졌고 허리, 목은 늘 안 좋았고, 만성피곤증으로 수시로 잠이 쏟아져 잦은 교통사고로 마음 졸이며 살았다. 현재는 스본 스도 덕분에 신발을 바꾸고 건강하게 살아가고 있다.

발가락이 일을 열심히 하면 몸이 건강하고 발가락이 일을 안 하면 몸이 고장나는 건데 거의 모든 인간은 좁고 작은 신발 안에 발을 넣고 살아가고 있다.

경험으로 얻는 스본 스도

엄지발가락 관절이 안으로 구부러져 있어도 왜 그런지 모른다.

유전이라고 말하는 사람도 있다.

통증이 느껴질 때까지 모르고 지낸다.

좁은 신발을 신어서 새끼발가락이 안쪽으로 기울어져서 고관절이 고장 나도 신발이 원인이라는 걸 모른다.

발이 아파도 큰 신발로 바꿔 볼 생각은 안 한다.

얼굴은 매일 거울 보며 관리하는데 발가락이 왜 삐뚤어졌는지 구부러졌는지 딱딱한 각질이 왜 생기는지 원인은 모르고 살아가고 있다.

세상은 따라가지 못하는 속도로 변하고 있는데 건강을 책임져 주는 발은 점점 퇴보해 가고 있다. 건강을 위한 음식을 강조하고 여러 영양제를 매일 복용하고 수많은 건강 요법들이 쏟아져 나오고 있지만 신발이 건강과 연관된 사실은 모르고 살아가고 있다.

2. 질병 없는 우리 집 고양이

우리 집 고양이는 13살이고 인간의 나이로 계산하면 60대 후반인데 감기는 물론이고 다리를 절은 적도 없고 소화가 안 돼서 사료를 못 먹거나 심장병에 걸린 적도 없다.

고양이한테 신발을 신긴다면 제일 먼저 발목부터 고장이 나서 KSNS 신경의 제동장치가 고장 날 것이다.

야생동물들이 발목이 삐어 뛰지 못하면 짐승을 잡아먹지 못하고 굶어 죽을 것이다.

동물들은 거칠고 울퉁불퉁한 굴곡의 지면을 뛰면서도 무의식 신경에 의해 발목이 알아서 조절하기 때문에 발목 삐는 일이 거의 없다.

인간의 발목도 동물들과 같이 원래 튼튼하게 만들어졌다.

울퉁불퉁한 자연의 환경과는 거리가 먼 아스팔트 지면을 걷고 좁고 딱딱한 신발로 인하여 발의 골격이 변형되어 몸 전체가 건강하지 않게 된 것이다.

요즘은 가까운 산을 가도 나무 계단을 설치해 놨고 아예 길을 마루처럼 데크를 깔아 놓은 곳도 많다.

거리를 나서면 똑바로 걷지 못하는 사람들을 많이 보게 된다. 원인은 발가락이 움직일 수 없는 작은 신발과 조이는 양말 그리고 발바닥을 받치고 있는 깔창이 원인인데 인간의 발이 동물보다 못한 조건으로 살아가고 있어서 안타깝다.

경험으로 얻는 스본 스도

알프스산맥을 뛰어다니는 산양에게 발목을 보호하려고 가죽으로 등산화
처럼 만들어서 신고 다니게 하면 더 잘 띌까요?
산돼지 발에 등산화를 만들어주면 발이 더 건강해질까요?
왜 이렇게 사람들은 어리석은가?

발가락이 자유롭게 움직이는 신발을 신고 걷는 운동이 제일 좋다. 그러나
무의식 신경이라서 운동했다는 것을 인식하지 못한다.
기계적인 운동만이 트레이닝인 줄 안다.

"질문 있어요. 신발을 크게 신으니 벗겨져서 발목이 불편해요."
"발가락 구부리는 힘이 강하고 속도가 빠르도록 스본 스도 후에 신발을 구
입해야죠."

한 발은 다른 의학 한 발은 스본 스도. 몸은 하나인데 다른 두 가지 방법.
나는 아는 것이 없어요.
이런 경우 내 지식은 부족합니다.

좋아서 하는 것을 타인을 위해서 하면 한계가 오고 자랑하고 선을 행함으
로 우쭐거리고 영적인 교만, 거만함이 생긴다.
자신의 선한 행위를 알리고 싶은 존경받고 싶은 오만함.
선한 행동은 타인을 위함이 아니오. 자신의 기쁨을 위함이다.
곧 하늘이 축복하다. 내가 잘나서가 아니오.

3. 건강의 모든 문제점은 신발에 있다

건강의 모든 문제점은 신발에 있다.
현대 문명이 저지른 무서운 오류는 잘못 만들어진 신발로 인해서 섬세한 발
의 균형을 잡아주는 감각을 둔하게 만든 것이다.

어려서부터 발보다 넓고 발등이 여유 있고 신발창은 부드러운 신발을 신어
야한다. 발바닥 아치의 용수철 작용을 방해하지 않도록 깔창이 없어야 하고
발목 안쪽 혈관을 조이지 않는 양말을 신는 일도 신발만큼 중요하다.

아가들 신발도 볼이 작고 바닥이 딱딱해서 4지, 5지가 구부러지지 않고 떠
있는 경우가 많다.

모든 생명체는 스스로 건강해질 수 있는 자연적인 능력을 갖추고 태어났는
데 작고 좁은 신발을 신어서 건강해지는 자연의 이치와 점점 멀어지고 있다.

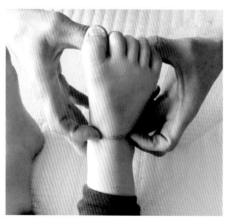

누구나 처음엔 건강한 발

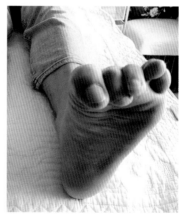

청소년기부터 변형 시작

경험으로 얻는 스본 스도

4. 슬리퍼와 샌들을 신었더니 다시 아파요

스본 스도 받고 좋아졌는데 다시 아프다.
다시 고장 나는 원인 중에 슬리퍼나 샌들은 강력하게 고장을 일으킨다. 스본 스도로 만든 엄지발가락 힘을 짧은 시간 안에 무너트린다.

여름에 신는 샌들이나 현관에 있는 작은 슬리퍼를 무심코 신는데 발등이 낮은 슬리퍼는 엄지발가락 관절의 반작용 힘을 방해한다. 욕실 슬리퍼도 발등 높이를 확인하는 게 좋다.
조리 슬리퍼는 발가락 양말만큼 발가락에 있는 균형을 잡아주는 신경을 방해한다.

거실에서 신고 있는 각종 예쁜 모양 슬리퍼와 덧신도 발가락 힘을 느리게 한다.

건강한 엄지발가락 뻗는 속도는 우리 몸을 순간적으로 들어 올릴 정도의 엄청난 힘이 나온다.
대부분 샌들과 슬리퍼는 엄지발가락의 두 번째 관절 기절골과 중족골 사이(중족지절관절)를 누르는 구조로 되어있다.

엄지발가락은 우리 몸에서 가장 강력한 힘을 내는 만큼 엄지발가락이 고장 나면 관절병부터 내장기관 등 온몸이 고장 난다.

엄지발가락이 중요하다는 이치를 안다면 엄지발가락 관절을 건드리지 않는 슬리퍼와 샌들이 많을 텐데 찾기가 어렵다.

엄지발가락 두 번째 관절을 누르는 모든 신발은 스본 스도로 빨라진 온몸의 속도가 즉시 느려진다. 슬리퍼 대부분은 발등이 낮다.

신발은 중요시하고 슬리퍼는 아무거나 신는다면 스도 효과를 보기 어렵다. 엄지발가락 작용을 방해하지 않도록 관절 부위가 파여진 구조이거나 발등이 높은 슬리퍼는 빠른 힘에 영향을 주지 않는다.

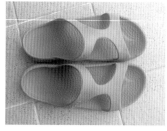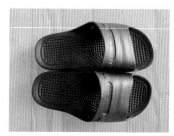

엄지발가락 관절 부위 공간 확보   **발등이 높은 슬리퍼**

슬리퍼도 신발과 같이 너무 크게 신지 않아야 한다.
모든 신발과 슬리퍼는 스본 스도로 만든 빠른 힘에 방해되는지는 신고 나서 스본을 해보면 알 수가 있다.

스본 스도로 빨라진 오리다 힘이 슬리퍼를 신고도 똑같아야 한다.
슬리퍼는 사무실에서 신거나 가까운 거리 걸을 때 용도로 신는 게 좋다.

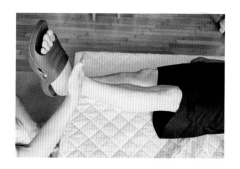

경험으로 얻는 스본 스도

발가락 균형 잡는 근육이 원활해지도록 신경구조가 활성화되게 해주면 두 발이 더워지면서 상체에 분포된 피가 두 발로 내려와서 고혈압 환자는 정상 혈압으로 바뀐다.

양말 속에 좁쌀 한 알만 들어 있어도 균형을 못 잡는다.
 하체 불안정은 상체까지 불안정하다.

발가락 사이에 피부 신경구조와 다른 물질이 들어오면 균형 잡아주는 신경에 혼란이 온다. (발가락 양말, 조리 슬리퍼 등)

지압 깔창은 아니다.

발바닥 지압 판 - 의미가 없다. 매일 한 시간씩 걷는다.

큰 신발 신고 걷는 운동은 무의식 신경이라서 운동한 것을 이해 못 한다.
 기계적인 운동이 트레이닝인 줄 안다.

5. 천연 섬유 옷이 날개다

몸이 거부하는 옷을 입으면 몸이 무겁다.
스도로 건강해진 몸의 빠른 속도가 피부에 닿는 옷의 재질에 따라서 스본 결과가 다르게 나타난다.

인간의 피부는 털로 덮여있지도 않고 두껍고 질긴 가죽도 아니고 보호할 수 있는 건 오로지 민감한 피부다.

인간의 피부는 몸 안의 내장기관과도 연결되었고 온도를 측정하고 무게를 측정하고 수많은 감각신경이 예민하게 발달하였다.

몸이 고장 난 상태에서는 피부신경이 우둔해서 안 좋은 옷을 입고 있어도 몸 상태를 감지하지 못한다. 피곤했거나 소화가 안 됐었거나 늘 그런 상태로 지냈기 때문이다.

스본 스도를 통하여 건강해진 후부터는 피부 감각신경이 민감해져서 화학 섬유 옷을 입으면 몸이 불편하다.
온몸의 반사속도가 느려져 있다.

자연섬유와 흡사해서 스본을 해봐야 분별이 되는 옷도 있다.
순면이나 순모 등 자연섬유는 모두 괜찮다.
재킷이나 코트 등 겉옷은 피부에 닿지 않아서 상관없다.

경험으로 얻는 스본 스도

스포츠 의류라도 통풍 잘되고 땀 흡수 배출이 잘되는 옷은 괜찮지만 땀나면 피부에 감기거나 무겁고 축축해지는 섬유는 좋지 않다.

아무리 원단이 좋아도 배를 조이거나 다리를 조이는 좁은 바지를 입은 상태에서 스본하면 혈관을 누르게 되고 순환에 방해가 되어서 좋지 않다.

신발만큼 중요한 것이 양말인데 순면이나 순모가 아닌 양말은 아무리 넉넉해도 스본 결과가 좋지 않다.

스본 스도로 건강해지고부터 몸에 안 좋은 옷을 입으면 몸 상태가 안 좋아지는 경험을 여러번 했다.

통증이 오는 정도는 아니고 피곤하고 소화가 안 되고 몸이 찌뿌듯하고 무겁다.

물론 계속 입는다면 몸은 다시 고장 날 것이다.

스본 스도를 통해서 건강해진 지인과 친구도 같은 경험을 한 것으로 봐서 자연적이지 않은 조건에 몸이 반응하는 것 같다.

흙탕물에 먹물을 넣었을 땐 별로 표가 안 나지만 맑은 물에는 먹물 한 방울만 떨어뜨려도 표시가 나는 것처럼 스본 스도로 몸이 건강해진 후에는 피부 신경 반응도 민감해져서 안 좋은 옷을 입으면 몸이 금방 알아차린다.

몸을 조이지 않는 넉넉한 자연섬유의 옷이 날개다.

6. 피부에 닿는 상표 제거

스본 스도를 알기 전에는 옷에 붙은 상표를 신경 쓰지 않고 살았다.
목 뒤에 붙은 상표 중에는 뻣뻣해서 까슬거리는 것도 있었지만 몸이 고장
난 상태여서인지 불편한지 모르고 살았다.

우연히 알게 됐다.
남편의 발가락 빠른 힘이 옷을 바꿔 입고 나서 느려졌다. 목 뒤와 옆선에 붙
은 상표가 원인이었다. 순면 옷이었는데도 상표가 원인이어서 놀랐다. 옷에
붙은 상표 중에 20% 정도는 괜찮았지만, 눈으로는 구별이 안 되고 스본으로
만 알 수 있었다.

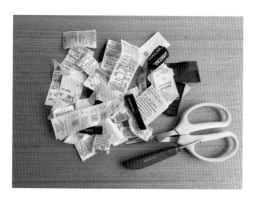

몸의 속도를 느리게 하는 피부에 닿는 상표

상표뿐 아니라 테이핑, 아대, 보호대, 붕대, 반창고, 파스 등을 사용해도 근
육의 속도가 느려진다.
피부신경을 방해하는 요인들은 잠깐 몇 시간이라면 기분이 안 좋은 정도겠
지만 시간이 길면 통증의 원인이 될 수도 있다.
상표가 겉에 붙어 있는 신생아 옷을 보면 이해가 된다.
인간의 피부신경 감각은 방어력이 강하다고 생각한다.

경험으로 얻는 스본 스도

7. 피부층에 미세한 전류가 흐른다

피부층에는 생리학적인 미세한 전류가 흐르고 있다. 금속이 피부에 닿으면 팔다리 움직이는 속도가 느려지고 빠른 힘을 낼 수가 없다.

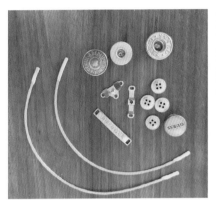
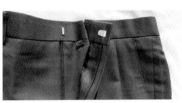
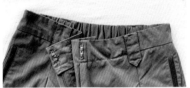

스본해 봤을 때 순금, 천연진주, 원석은 그래도 괜찮았다.
하지만 모든 반지는 아무리 천연 물질이라도 안 좋았다.
발가락에는 균형을 잡아주는 신경이 있고 손가락에는 섬세한 감각신경이 있기 때문이다.
혈액순환을 억제하거나 신경관을 자극하는 장신구는 건강을 방해한다.

모든 피어싱은 우리 몸의 속도를 느리게 한다.
소화불량, 무기력증, 우울증 등으로 힘들어한다면 피어싱 액세서리 착용을 확인해 볼 필요가 있다.

운동선수들이나 댄서들이 피어싱하거나 액세서리를 착용하면 빠른 속도를 내기가 어렵다. 잠깐 착용하고 집에 도착해서 빼놓고 그러면 그래도 낫겠지만 밤낮없이 착용하면 병을 일으킨다.

액세서리뿐 아니라 청바지 금속 단추, 안경테, 시계, 브래지어 와이어, 벨트 장식, 금속 머리핀, 옷에 붙어 있는 금속 장식 등은 피부신경을 방해하여 몸의 빠른 힘을 낼 수가 없다.

금속 안경테 대부분은 피부에 닿으면 몸의 전체 속도도 느려지지만, 머리 아수다 힘이 느려져서 비염의 원인이 되기도 하고 두뇌가 점점 노쇠해지는 원인이 된다.
해결하는 방법은 금속 안경다리 피부에 닿는 부분에 매니큐어를 바르면 금속에 코팅이 되어서 몸의 속도에 영향을 주지 않는다.

더 좋은 코팅제가 있는지 모르지만, 매니큐어는 쉽게 구할 수 있어서 다행이다. 피부에 닿는 부분만 바른다.

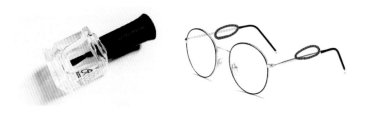

안 좋은 물질이 닿으면 몸의 속도가 느려지면서 몸이 불편해진다. 스본 스도로 몸이 건강해진 후부터는 금속 단추가 있는 청바지를 종일 입은 날은 소화가 안 되고 몸이 무겁고 발가락 속도도 느려져 있다.
금속 단추의 살에 닿는 면과 바깥쪽에 매니큐어를 바르면 몸의 속도에 방해가 되지 않는다.

하지만 세탁을 자주 해야 하는 의류라서 매니큐어가 벗겨질 수 있어서 금속 단추를 모두 뿔 단추로 바꾸니 안심이다. 바지의 금속 후크나 금속 단추를 뿔 단추로 바꾸고 나서 발가락의 속도가 유지되니 몸 상태도 좋다.

경험으로 얻는 스본 스도

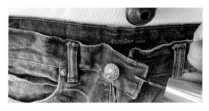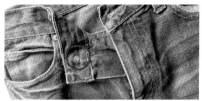

금속 단추에 매니큐어 바르기

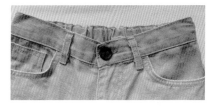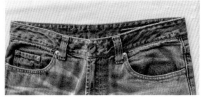

뿔단추로 바꾼 바지

핸드폰은 순면 주머니에 넣었을 때와 맨손에 잡고 있을 때 스본해 보면 몸
의 속도에 차이가 난다. 순면 주머니에 넣으면 순간 속도에 거의 영향이 없
다. 순면은 우리 몸을 보호해 준다.
핸드폰에 전자파를 차단해 주는 스티커를 붙이고 스본해 보니 괜찮았다.

벨트마다 다르지만, 벨트의 금속 장식도 온몸의 순간 속도를 느리게 한다.
벨트 장식 안쪽에 매니큐어를 바르면 속도가 금방 빨라진다.

친정 남동생도 벨트를 착용한 상태에서 스본할 때가 있었는데 왼쪽 발목의
바도다 힘이 느렸다. 왼쪽 발목의 바도다 힘이 느리면 심장, 위장, 설사, 변
비 등 왼쪽 내장기관까지 영향을 준다. 동생은 늘 그런 불편함이 있었다. 벨
트 장식의 안쪽에 매니큐어를 바르고 스본을 해보니 바도다 힘이 즉시 빨라
졌다.
물론 바도다 힘만 느려지는 건 아니고 사람마다 달라서 몸의 가장 약한 부
분부터 불편한 반응이 온다.

제7장

인내, 자세

스본 스도를 통하여 몸의 구조가 바르게 변경된 상태에서 3개월 조심,
6개월 또 조심, 1년 동안 운동 금지하고 오로지 평지를 걷고 인내해야
관절이 건강한 상태를 이룬다.

1. 운동할수록 더 고장 나는 근육

KSNS 신경이 고장 난 사람이 스도를 거치지 않고 운동하면 할수록 더 무서운 병을 만든다. KSNS의 무의식 통제권은 두뇌의 의식 구조보다 강한 신경 법칙이다.

그 법칙을 무시하고 운동을 계속하게 되면 병이 더 악화가 된다.

십 년 넘게 등산을 꾸준히 했는데 왼쪽 다리가 가늘어져 있었고 무릎, 고관절, 척추, 심장, 소화 기능 등 몸 여러 부위가 안 좋았다.

다리에 물이 차고 좌우 굵기가 차이 났다. 다리를 절면서 걷는지도 몰랐다.

무의식 신경이라서 고장 나고 있는지 전혀 알 수 없었기 때문이다.

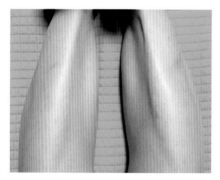
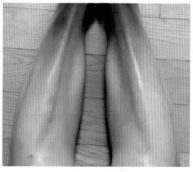

백두대간 완주 후 비대칭 종아리   현재 건강한 대칭 종아리

수키 2단계 정도 K4, K5 감각일 때 다리가 저리고 쥐가 나는 상태에서 조심하고 운동을 멈췄더라면 자연상태에서 몸이 스스로 좋아질 수도 있었는데 무리한 운동을 계속했다.

경험으로 얻는 스본 스도

등산이 건강을 책임져 줄 거라고 믿었는데 무리한 운동은 오히려 몸이 망가지게 된다는 걸 스본 스도를 통해서 뒤늦게 깨달았다.

발목을 보호한다고 발목까지 올라오는 작은 등산화를 신고 깔창까지 사용하고 다녀서 발가락부터 몸의 모든 기능이 몇 년 안에 여러 부위가 고장 났다.

KSNS 신경의 통제를 무시하고 계속 등산을 하다가 수키 3단계인 K7, K8 감각의 통증이 오고 말았다.

다행히 신경이 살아있던 상태였기에 시간은 오래 걸렸지만, 발가락도 힘이 생겼고 오르막에 사용되는 근육도 차츰 건강한 근육이 되면서 현재는 등산을 거의 다니지 않아도 근육량이 늘고 건강해졌다.

왼쪽 엄지발가락부터 연쇄적으로 몸이 안 좋았던 원인은 KSNS 신경의 통제를 무시하고 무리한 운동을 계속했기 때문이다.

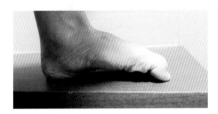

백두대간 완주 후 발가락 힘

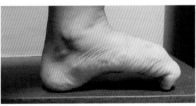

현재 건강한 발가락 힘

고장 난 근육은 살짝만 만져도 아프다. 근육이 크다고 건강한 근육은 아니다. 근육을 만졌을 때 아프면 근육 사이에 물이 차서 제구실을 못 한다.

근육은 스스로 움직이지 못한다. 손가락 감각신경이 고장 난 상태에서 3kg의 물건을 들 때 1kg 힘만 낼 수 있게 통제됐다면 나머지 2kg의 힘은 팔에 무리가 되면서 통증을 일으킨다. 손가락의 감각신경에 의해서 팔 근육이 이용되고 균형을 잡아주는 발가락 신경에 의해서 하체 근육이 움직이게 되는데 작은 신발 양말 여러 원인으로 건강한 손과 발이 아닌 상태에서는 아무리 운동을 해도 근육은 제 역할을 못 하고 오히려 힘은 더 약해진다.

자는 사람 아무리 팔 운동을 시켜도 근육은 커지지 않는다.
잠자고 있는 신경을 깨워야 근육은 일을 시작한다.
스도를 하여 발가락 힘이 강해지면 연쇄적으로 온몸의 근육의 속도도 빨라져서 일을 시작하고 근육 사이에 차있던 물이 빠지면서 경직됐던 근육이 점차 부드러워진다.
발가락 열 개의 속도가 빨라지면 발부터 서서히 물이 빠지기 시작한다. 순환이 잘되면 부기는 빠지고 근육량은 증가한다.

KSNS 통제가 풀리면서 신경계가 대칭 상태로 입력을 받고 정보 교환이 이루어지는 것이다. 이런 상태에서 근육 운동을 해야 근육의 구조적인 힘도 대칭으로 발전한다.

대칭 상태가 되었어도 다시 약해질 수 있지만, 오래전부터 근육이 제 역할을 못 했기 때문에 스도를 통해서 강화되고 나면 조심성 있게 상태에 맞는 운동으로 서서히 강화시켜야 한다.

근육, 속도에 중점을 가지고 스본 스도한다.

발가락의 무의식 신경구조는 몸무게를 느낄 때 무의식으로 운동 된다.

신경이 고장 났을 경우 느린 속도로 운동할 때는 근육이 다소 강화될 수
있다.
이때는 의지로 조절하는 의식 신경이기 때문이다.

피부에 온도 측정하는 감각세포가 고장이 나서 차가운 것과 더운 것을 정확
히 분별하지 못해서 항상 덥게 느끼면 온도 조절을 위해 동맥이 축소된다.

신경계통 약을 복용한 사람은 약을 3~4일 중지하고 스본한다.

대상포진 - 헤스페스 조스터라는 바이러스가 신경관을 따라서 K7의 통증
을 유발하는 신경질환이다.
척추에서 나오는 척수 신경관을 찾아낸다.
혈액순환이 되고 감각이 살아나고 온도가 따뜻해지면 낫는다.

2. 게으른 사람이 빨리 낫는다

스본 스도는 낫고자 하는 의지가 필요한데 의지가 너무 강하여 빨리 낫겠다는 사람은 오히려 좋아지는 시간이 더 길어지는 경우가 많다.

무의식 신경이 고장 난 만큼 좋아질 때도 무의식 시간이 필요하다.
통증이 없어지고 어느 날 보니 무릎 부기가 빠져 있고 어느 날은 쪼그려 앉기가 되고 그렇게 지내다 보니 신기하게도 가슴 두근거리는 부정맥 증세가 괜찮아졌고 피부도 좋아졌다.
그러면서 차츰 건강해진다.

스본 스도는 약 복용 몇 시간 후부터 통증이 없어지듯 누구나 정해진 시간 안에 낫는 방법이 아니다.
사람마다 좋아지는 기간이 모두 다르다.
좋아진 상태를 의식하지 못하는 경우가 더 많다. 말해 줘야 안다.

의지가 너무 강한 사람은 스본 스도 받았는데 왜 아직도 통증이 있을까. 스트레칭을 해 볼까. 좀 더 걸어서 근육을 키워 볼까 하면서 무리한 동작을 하게 되고 여기저기 소문을 듣고 그 요법들을 따라 하다 보면 스본 스도로 만든 힘이 유지되지 않는다.

제대로 스본 스도를 받았다면 온몸의 구조가 바르게 변경된다.
관절을 싸고 있는 인대나 근육들이 건강해지기 위해서는 인내하는 시간이 필요하다.

발가락 열 개의 속도가 빨라지면 손가락 열 개의 속도도 빨라지고 무릎이 좋아지면 팔꿈치도 좋아지고 고관절까지 하체 좌우 대칭이 맞춰지면 어깨

경험으로 얻는 스본 스도

관절도 제자리를 찾아가고 만지면 아프던 흉쇄유돌근도 부드러워지고 복부의 경직됐던 근육도 이완되고 위장, 대장, 심장까지 제 위치를 찾아 서서히 제 기능을 하게 된다.

상체의 불안정은 하체의 불안정에서 나타나는 현상이기 때문이다.

건강해질 때까지 안 좋은 습관과 실내에서 하는 각종 운동도 멈춰야 한다. 그동안 여러 가지 방법으로 노력했어도 좋아지지 않았다면 스본 스도 원칙을 지키면서 조심하고 인내하면서 지내야 한다.

발가락 손가락 관절 꺾기, 발목 치기, 발목 돌리기, 까치발 서기, 손발 털기, 목이나 허리 돌리기, 허리 구르기, 근육 마사지, 누워서 엉덩이 들기, 거꾸로 서기, 강하게 기지개 켜기, 맨발 걷기, 찜질, 전기 꽂아서 치료하는 기계, 수지침 그 외의 여러 가지 방법들은 스도로 만든 빠른 힘을 즉시 또는 몇 분 만에 느려지게 하고 다른 방법과 병행하게 되면 문제가 생길 수 있다.

일을 못 하던 근육들이 건강해지면서 관절도 균형이 맞춰진다.

그 관절을 싸고 있는 인대나 근육들이 건강해지기 위한 시간이 필요한데 목이나 손가락 발가락을 두둑 꺾기했을 때 힘이 느려지는 건 관절에 붙어 있는 인대의 신경관이 자극을 받아서 스도로 만든 힘이 풀어지기 때문이 아닐까 생각해 본다.

스본 스도는 고장 난 신경을 자극하여 근육이 일을 시작하게 하고 혈액순환이 잘되게 하는 자연 치유다.

손가락, 발가락, 목, 무릎 몸의 관절을 소리 나게 하는 사람들은 대부분 건강하지 않다. 두둑 꺾으면 잠깐 시원하다고 한다. 차츰 건강해지면서 안 좋은 습관은 모두 잊게 된다.

3~4개월은 집안일도 너무 무리하지 않게 조금은 게으르게 지내는 게 좋다. 쪼그려 앉아서 매일 걸레질을 열심히 하거나 조금 좋아지니 대청소를 하거나 몸을 무리하게 하면 좋아지지 않는다. 고관절은 좋아질 때까지 쪼그리는 자세 조심해야 한다.

특히 오래 걷거나 무거운 물건을 들거나 관절에 힘을 가하면 발가락 힘과 온몸 힘의 속도가 느려진다.

각종 요법을 계속하는 사람들은 아무것도 하지 않고 있으면 불안해한다. 운동해야 빨리 좋아질 거라는 고정관념이 있다. 무의식적으로 해 오던 습관이라서 내려놓기가 어렵다.

그럴 때는 스본 스도를 마친 다음 무의식의 습관을 해보도록 하고 풀린 힘이 확인되면 다시는 그 행동을 안 하게 된다.

관절을 싸고 있는 인대, 근육, 힘줄, 막 등이 건강해지는 3~4개월은 모든 운동을 중지하고 스본에 의한 발에 맞는 신발을 신고 단계에 맞는 걷기 속도를 유지하면 몸이 스스로 좋아진다.

발에 맞는 신발이란 스본 스도 후 몸의 속도가 빠른 상태에서 신발을 신었을 때도 똑같은 힘이 나와야 건강해지는 신발이다.

빨리 나으려고 하는 마음보다 좋아지고 있어도 아팠을 때처럼 똑같이 조심하면서 지내면 더 빨리 좋아진다.

게으른 사람이 빨리 낫는다.

3. 고관절은 낫는 데 오래 걸린다

고관절이 아프다고 하는 사람은 거의 없다. 허리가 아프다고 한다.
수키 기간이 긴 고관절은 낫는 데 환자의 대단한 인내가 필요하다. 다리 높이 올리는 스본에서 힘이 느리고 아예 다리를 들지 못하는 경우가 많다.

젊었을 때 뾰족한 구두를 신었거나 깔창을 깔았거나 볼이 좁은 신발을 신어서 새끼발가락이 고장 났기 때문이다.

모든 질병의 원인은 신발, 양말, 깔창에서 시작되는데 특히 젊은 나이에 키높이 깔창을 깔면 고관절이 고장 난다.
깔창을 깔면 발바닥의 스프링 작용을 할 수가 없으니 결국은 고관절뿐 아니라 몸 전체 고장을 일으킨다.

환자의 인내가 가장 많이 필요하다.
특히 수키 3단계 이상 고관절은 제일 많은 인내가 필요하다.

무거운 거 들거나 쪼그려 앉아서 하는 물걸레 청소나 화장실 청소는 조심해야 한다. 푹신한 소파에 앉으면 좋아지기 어렵다.

강해진 4지 5지 발가락 힘의 속도가 한동안 유지되면 몸이 좋아지고 있다는 걸 알 수 있고 척추가 바로 서면서 내장기관이 좋아지고 호흡량이 길어져서 만성피곤증에서도 벗어날 수 있다.

일 년 동안은 조심해야 하고 안 아파도 조심해야 한다.

4. 치유가 늦어지는 자세와 습관

고관절, 척추, 무릎 안 좋은 동생도 그랬고 지인들은 거의 모두 이불이나 방석 위에 다리를 올리거나 다리 사이에 끼고 잠을 잔다.
스본 스도를 통하여 관절이 바르게 변경되었다면 몸이 스스로 좋아지도록 자연 그대로의 자세가 치유하는데 도움 된다.

그동안은 몸의 균형이 맞지 않았기 때문에 다리를 올려야 편했지만, 스본 스도 후에는 다리 베개 없이도 잠을 잘 잘 수 있게 되었다.

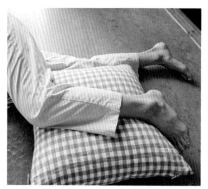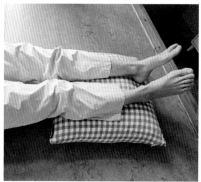

안 좋은 습관

안 좋은 자세나 오래된 습관도 노력하면 고쳐진다.

스본 70%, 스도 10%, 운동 10%, 생활습관 10%.
스본 스도를 아무리 열심히 해도 생활습관이나 운동 관리가 제대로 안 된다면 좋아지기 어렵다.
고관절이나 척추 등 균형에 문제가 있어서 편하게 느껴졌던 자세들이 건강해지고 나면 오히려 더 불편하다.

경험으로 얻는 스본 스도

스본 스도로 만든 힘이 즉시 빠지는 자세가 몇 가지 있다.

다리 꼬기, 양반다리, 의자 앉아 한쪽 다리 올리기, 누워서 다리 꼬기, 누워서 높은 곳에 다리 올리기, 누워서 팔 올리고 잠자기, 스본 스도 후 걷기 교정 안 했을 경우 등은 스본 스도로 만든 빠른 힘이 즉시 느려진다.

물론 건강해지고 나서는 잠깐 다리를 꼰다고 빠른 힘이 즉시 풀어지지는 않는다.

스본 스도 중에는 온몸의 관절마다 싸고 있는 인대, 힘줄, 근육, 막 등이 건강해지는 기간이 꼭 필요하기 때문이다.

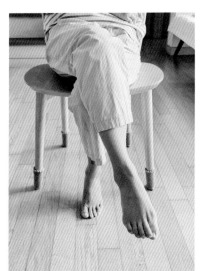 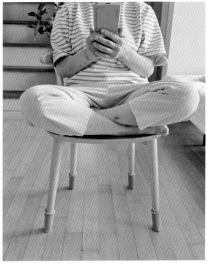

안 좋은 자세

스본 스도는 힘의 균형을 맞추는 자연치유 방법이라서 자연스럽지 않은 자세를 바꿔야 빨리 좋아진다. 침대는 어깨와 엉덩이 무게를 받쳐줄 수 있을 정도로 단단한 매트리스를 사용한다.

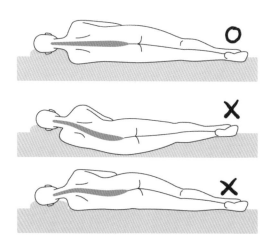

책상이나 식탁에 앉을 때는 어깨가 편하도록 엉덩이를 뒤로 바짝 붙이는 자세가 좋고 발이 떠 있을 때는 발 받침대를 사용한다.

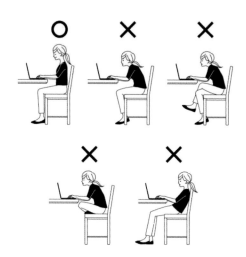

경험으로 얻는 스본 스도

5. 푹신한 소파

허리나 고관절이 많이 안 좋은 상태에서는 푹신한 소파나 엉덩이가 푹 들어
가는 빈백 등은 좋지 않다.

특히 몸의 골격 구조가 바르게 바뀌게 되는 스본 스도 중에는 허리를 받쳐
주는 의자가 좋다.
고관절 안 좋은 여동생도 스본 스도 효과가 없어서 살펴봤더니 푹신한 소파
에서 생활하고 있었다.

스본 스도 받는 중에는 식탁 의자처럼 허리를 받쳐주는 의자에서 생활해야
빨리 좋아진다.

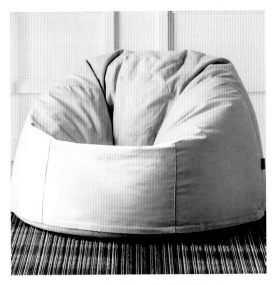

스본 스도 중에 방해되는 푹신한 소파

6. 스본 스도 후 인내하는 시간

고장 난 신경의 브레이크를 풀어놓으면 몸이 스스로 알아서 좋아진다.

도대체 낫기는 하는 걸까? 건강할 때는 시간이 잘도 갔는데 하루하루 인내하는 시간은 지루하다.
통증은 나아지고 있어도 몸 전체가 건강해지기 위해서는 1년 정도 조심해야 한다.
시술 수술 여부 나이와 체력 직업에 따라서 시간이 더 걸릴 수도 있다.

스본 스도를 통해서 몸의 구조가 바르게 변경됐어도 관절을 싸고 있는 인대, 근육, 막, 힘줄이 건강해지려면 3~4개월의 기간이 필요하다.
특히 4주 동안은 조심한다.

걷는 속도는 천천히 걷는 게 좋고 고장 난 부위마다 다르지만, 고관절, 무릎은 더 조심해야 한다.
특히 고관절은 낫는 기간이 길다.
초반 한두 달은 많이 움직이지 않아야 한다.

1단계: 4주~6주 30분 이내 걷기(일상생활 걷기 포함)
2단계: 3~4개월 1시간 이내 걷기
3단계: 6개월 1시간 30분~2시간 걷기
6개월 동안은 오로지 평지만 걷고 울퉁불퉁한 길은 6개월 지나서 하루 30분부터 서서히 걷는다.
1년 동안 강한 운동하면 안 된다.
6개월부터 동네 낮은 산 평지 같은 둘레길 일주일에 한두 번 30분부터 시작하다가 등산은 1년 후 낮은 산부터 시작한다.

경험으로 얻는 스본 스도

나이, 골격, 고관절이나 무릎 상태에 따라서 무리가 될 수 있어서 등산은 조심해야 한다.
인간의 몸은 높은 산을 오르거나 산악자전거를 타거나 무리한 운동을 하도록 만들어지지 않았다.

몸이 자연상태가 아니라면 예전처럼 축구를 하거나 몇 시간씩 높은 산을 오르거나 요가를 하거나 관절 부위가 무리가 되는 동작은 하지 말아야 할 수도 있다.

몸을 아끼고 지난날 통증을 되돌아보면서 무리한 운동 대신 통증 없이 일상생활을 할 수 있다는 것으로 만족한다.

인내하며 지내다 보면 몸은 점점 건강해져서 감기도 잘 안 걸리고 소화 기능도 좋아져 못 먹던 음식도 잘 먹게 되고 지치거나 피곤하지도 않다.
몸이 건강하면 마음도 새롭게 변한다.

6주간 아주 조심, 3개월 조심, 6개월 운동 조심.

70% 이상 치유가 되면 나머지는 스스로 치유됩니다.

5%의 남은 통증은 재발 없이 6개월이 지나면 머릿속에서 사라진다. 습관
성에 의한 두뇌가 느끼는 "통증이 있을 것이다."라는 그 기억이 없어지는
데는 시간이 필요하다.

수영은 고관절이 회전할 때 압력을 받을 수 있다.
자전거는 무릎에 과잉부하를 걸 수 있다.

몸이 좋아지고 나면 아팠던 기억이 없어진다. 신기하다.
얘기해 줘야 한다. 아팠던 기억은 6개월 정도 지나야 없어진다.
다 낫고도 아프다고 한다.

신경계 질환은 스도 후 3~4일은 몸살 나고 기운이 없다.
7일간 기운 없는 경우도 많다.
그래서 스도를 2주 간격으로 한다.
자주 하는 것이 좋은 것이 아니다.
시간이 지나면서 서서히 옛날보다 강해지면서 회복이 된다.

자연상태로 그냥 걸어 다니세요. 의식적으로 하는 운동 없이도 인간은 건
강하게 자연적으로 살 수가 있어요.

경험으로 얻는 스본 스도

7. 걸을 때는 몸을 잊어야 낫는다

스본 스도 후에는 자연스럽게 걸어야 한다.
자연스럽게 걷기는 아주 쉬운 일인데 걷는 방법을 알려 주는 정보도 많다.
걷는 자세는 모두 무의식으로 작동되는 동작인데 의식을 가지고 배운다고
바르게 걸어지기는 어렵다.

무의식 신경이 고장 난 상태에서는 아무리 많이 걸어도 빠르게 걸어도 근육
이 커지지 않는다.
오히려 의식을 가지고 천천히 걸을 때는 약간의 근육이 만들어질 수 있다.

걷는 속도는 스본 스도 후 몸이 알아서 걸어진다.
많이 아팠던 사람은 더 느리게 걸어지다가 차츰 정상 속도로 돌아온다.

발가락을 이용해서 걷는 건 무의식이다.
발가락 운동은 몸무게를 느낄 때 작동을 한다.
스본 스도로 몸의 구조가 바르게 변경된 상태라면 발가락이 땅을 접촉하는
속도가 빠르다.

걸으면서 발가락에 집중하지 말아야 한다.
스도의 뜻은 스스로 낫도록 도와준다는 뜻이고 스스로 낫는 방법인데 발가
락을 의식하고 걷다 보면 몸이 다시 고장 난다.
발목이 밖으로 돌아간 거 같아서 안으로 힘을 주거나 발가락 힘을 강하게
하려고 힘을 주거나 특히 엄지발가락에 힘을 주고 걸으면 다시 몸이 고장
난다.

4개월간은 조심해야 한다.
3~4개월 동안 조심하면 거의 모든 습관은 사라진다.

피사의 사탑을 보강하려 하면 자칫 탑이 통째로 무너질 수 있는 거와 같이 스본 스도로 중력에 대응하는 힘을 맞춰 놓은 자연상태에서 자연스럽게 걸어야만 몸이 건강해진다.
예전에 사고나 수술이 원인이 된 몸의 변형을 억지로 바르게 하려는 것보다는 자연스럽게 몸이 돌아올 때까지 인내하고 변형된 몸이 돌아오지 않더라도 통증 없이 살아가도록 하는 것이 스본 스도의 목표다.

친구와 이야기하면서 걷는 속도로 그냥 자연스럽게 걷는다.
연인과 걷듯 부부가 손잡고 이야기 나누며 걷는 속도로 걷는다.
느리게 걸어지면 느리게 걷고 걸어지는 대로 걷는다.
빈손으로 한가롭게 걷는다.

걸을 때 발가락에 관심을 가지면 몸이 고장 난다.

경험으로 얻는 스본 스도

8. 언제쯤 낫나요?

10년 전에 샀던 가전제품도 선이 한 개만 끊어진 경우엔 한 번 만에 고치지만 1년 전에 산 제품이라도 고장 난 부분이 많으면 고치는 기간이 오래 걸린다.

1개의 선이 고장 나도 10개의 선이 고장 난 것처럼 작동 안 되는 것은 똑같다.

크게 다치거나 수술하지 않은 경우는 대체로 5~10회로 좋아질 수 있다.

통증이 숨겨져 있던 사람은 낫는 기간이 빠르고 오랫동안 아팠던 사람은 순환이 안 되고 물이 차 있던 상태라서 근육이 재생되는 시간이 길다.

70세가 넘었다면 조금 좋아진 상태에서 만족해야 할 수도 있다.

모든 병에 가장 중요한 것은 혈액이 흘러야 하는데 외상이나, 다른 원인으로 혈관이 많이 다친 상태라면 100% 완치가 어렵고 60~70% 좋아진 상태에서 만족해야 한다.

새끼발가락이 삼각형으로 변하고 엄지발가락 변형이 심한 사람들은 발보다 큰 신발을 신고 발가락 힘이 생겼어도 4주, 6주마다 1년을 인내로 계속 관리해야 할 수도 있다.

처음엔 일주일에 한 번, 이 주, 삼 주, 한 달, 두 달, 석 달 이런 간격으로 나가지만 중간에 무리했을 경우나 작은 신발을 신었다든가 또는 무의식 속에 해오던 여러 가지 운동이나 무리한 동작으로 힘이 풀렸으면 다시 스본 스도의 간격이 좁혀지게 된다.

그러지 않기 위해서는 상대방과 언제라도 궁금한 질문에 답을 해줄 수 있도록 소통이 되어야 시행착오를 줄여나갈 수 있다.

스본 스도만큼 중요한 일이다.

성격에 따라서 조급한 사람은 스도 간격을 짧게 잡고 조심성 있고 인내하는 사람은 스도 간격이 길어진다. 조급한 사람은 빨리 낫기 위해서 여러 가지 방법을 시도하기 때문에 잘 낫지 않는다.

스본 스도는 양발이 감지하는 0.3초 신경을 똑같이 만들어서 몸의 균형을 맞춰 놓으면 몸이 스스로 좋아지는 방법이다.

시들어가는 화초나 부러진 나뭇가지를 살리는 방법과 비슷하다. 강한 바람이나 햇빛을 피해야 하고 식물의 상태에 맞지 않는 영양제를 많이 주면 오히려 시들어버리듯 관절에 무리가 가는 운동이나 몸에 좋다는 특별한 여러 가지 요법은 오히려 치유에 방해된다. 무리하지 않는 자연스러운 일상생활을 하면서 1년 이상을 기다려야 건강해진다.

물론 정확한 스본과 스도를 통한 경우이다.

9. 만세자세 수면

잠을 잘 때 두 팔을 올려 만세자세로 잠을 자는 사람이 많다.
만세자세가 편한 경우엔 몸 전체 근육이나 관절에 문제가 있을 수 있다.

발가락과 손가락, 발목과 손목, 무릎과 팔꿈치, 고관절과 어깨 문제는 서로
연관되었는데 고관절이 안 좋으면 만세자세가 편할 수 있다. 고관절이 좋아
지기 위해서는 두 팔을 내리고 편안하게 잠을 자야 한다.

스본 스도를 통해서 빨라진 근육의 반사속도가 느려지는 자세 중에 하루 중
많은 시간을 차지하는 수면 자세는 중요하다.
만세자세로 잠을 자면 스본 스도로 이루어진 온몸의 근육 반사속도가 느려
진다.

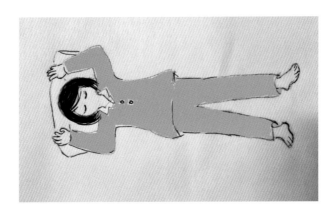

때가 있어요. 목마를 때 보다는 탈 때 그때 가치를 느껴요.
  꿀꺽꿀꺽 세 번 마시고 남은 물의 가치는 손 닦는 물이 되어집니다.

스본 스도 후에 발가락에 관심 가지면 몸이 다시 고장 난다.

호흡은 무의식 신경구조로서 의식으로 할 수 없다.

발바닥 KSNS 무의식 신경구조는 발가락이 자유로운 신발을 신고 몸무게
  와 걸어갈 때 작용되어요.

스도 후 몇 주 후에 힘이 들어오는 경우가 있어서 섬유근육통, 다발성경화
  증은 처음에는 3~4주 후에 스본 스도한다.

불이나 뜨거운 물에 손이나 발에 화상을 입으면 큰 영향을 받게 된다. 그
  것은 정맥이 피부 바로 밑에 있기 때문이다.
  손, 팔 경우는 피부층이 얇고 복잡해서 더 큰 병을 일으킬 수가 있다.

스본 시 상체가 많이 움직이면 그만큼 몸이 많이 상한 사람이고 스도도 더
  강하게 한다.
  스본 스도 기간도 오래 걸리게 된다.

발 스본 시 목이 왼쪽으로 돌아가면 오른쪽 목을 스도한다.
  오른쪽으로 돌아가면 왼쪽을 스도한다.

경험으로 얻는 스본 스도

제8장

관리

우리 몸은 기계와 같아서 아무리 좋은 자동차도 사용을 하지 않으면 수
명이 짧아지는 거와 똑같다.

앉아있는 직업, 기계의 사용, 과잉 식생활과 해가 되는 음식, 스트레스
등 편리함과 바꾼 삶은 행복하고 건강한 삶과는 거리가 멀다.

앞이 2~3센티 크고 볼이 넓고 부드러운 신발을 신고 하루 한두 시간씩
걷고 약 안 먹는 상태, 어린아이와 같은 낙천적인 마음은 정신이 강하
고 노쇠현상이 늦어진다.

1. 자동차 정비하듯 스본 스도

자동차가 고장 나기 전에 주기적으로 정비하면 안전하게 오래 타듯 인간도 아프기 전에 미리 스본 스도하면 짧은 시간에 간단히 고칠 수 있다.
직업이나 성격에 따라서 스본 스도의 기간은 조절되어진다.

많은 어린이 청소년 젊은이들은 소화불량, 우울증, 무기력, 척추병 여러 질환에 고생하면서 지내고 있는데 원인이 작은 신발이라는 건 모른다.
스본이 가능한 초등학교 나이부터 미리 점검한다면 성인이 되어서도 건강하게 살아갈 수 있다.

8살 손자를 만날 때마다 스본 스도해 주고 있다.
선천적으로 왼쪽으로 목이 기울어져 있었고 목을 교정하는 헬멧을 착용해야 한다고 했었다.
세 살 무렵부터 스본 스도를 놀이처럼 다가갔다. 이삼 개월에 한 번씩 스본 스도해 줬고 현재 건강하게 잘 자라고 있다.
이제는 스도해 달라고 조를 정도로 스본 스도와 친해졌다.

성장이 빠를수록 신발 교체도 자주 해 줘야 한다.
특히 아이들은 높은 곳에서 뛰는 놀이를 자주 해서 발목 부위를 가끔 눌러보고 아픈 부위를 살살 풀어주면 건강에 도움 된다.

경험으로 얻는 스본 스도

2. 처음부터 스본 스도다

수키 1단계나 2단계에서 스본 스도를 하면 간단히 좋아질 수 있고 좋아지는 기간도 짧아질 것이다.

하지만 아직 스본 스도를 이해하는 사람이 많지 않다.

눈에 보이지 않는 방법이라서 도무지 믿지 않는다. 맨손으로 어떻게 고친다는 건지 이해하려고도 하지 않는다.

스본 스도로 좋아졌어도 의식하지 못하기 때문에 영양제를 먹고 좋아졌다고도 한다.

현재는 기존 방법에서는 불가능한 사람들과 여러 가지 해보다가 마지막 방법으로 아니면 무엇이라도 다 해보겠다는 사람들이 스본 스도를 찾게 되는 거 같다.

수키 1단계 - 통증이 없다. 수키 1단계부터 어느 근육이 약한지 스본으로 찾
아내어 증상을 알 수 있다.
수키 2단계 - MRI로 미세하게 가능, X-ray로는 발견이 안 되는 상태이다.
수키 3단계 - MRI나 X-ray로 찾을 수 있다.

수키 1단계에서 가족이나 친구들이 스본 스도를 서로 나누는 그런 날이 오기를 희망한다.

\# 스본 스도 유튜브를 광고처럼 느끼는 자는 직접 옆에서 눈으로 보고 만져봐도 광고처럼 느끼고 믿지 못합니다.

식구 중에 완치가 된 것을 봐도 수술하는 사람이 있어요.

이것은 무의식 신경구조이기 때문에 의식하지 못하기 때문입니다.

그렇게 광고처럼 느끼는 자가 주변에 있어도 절대로 무시하면 아니 되어요.

분별력이 부족한 것을 억지로 설득시키려고 하지 마세요.

공존하는 것을 배우세요.

\# 처음 만나 나누는 눈빛 속에 좋아지겠다는 의지와 자연법에 순응하는 시선을 서로 느껴야 한다.

혼자서 스스로 스본 할 수 없다. 스도 위치는 스본에 의해서 발견되어진다. K5 미만 정도는 스스로 오루기, 푸루기, 비비기, 꼬지기 가능할 수가 있으나 원인 발견은 스스로 하기 어렵다.

왜 나는 도와줄 사람이 내 곁에 하나도 없나??? 스스로 물어보시고 스스로 잘못된 인간관계, 성격이라면 고쳐야 하지요. 자존심, 교만심 버리고 찾아보면 친구가 주변에 있어요. 고마워요.

\#은 김세연 교수님의 글과 말씀을 옮겼다.

3. 발가락이 땅에 착착 붙어요

걸을 때 발가락이 바닥에 착착 붙는다고 힘이 세다고 좋아하는 사람이 있다. 스본 스도로 발가락의 속도가 빨라지면 발가락 움직임을 거의 느끼지 못한다. 0.3초니까 1초를 3으로 나눈 속도라서 발가락이 지면에 닿는 느낌을 거의 의식하지 못한다. 걸을 때 엄지발가락이 바닥에 착 붙는다는 느낌은 건강하지 않은 0.5초 또는 더 느린 속도로 고장이 난 발가락이다.

깔창을 빼서 보면 알 수 있다.
발가락이 고장 난 왼쪽은 색이 진하고 속도가 느리다.
발가락 속도가 빠른 오른쪽은 색이 옅다.

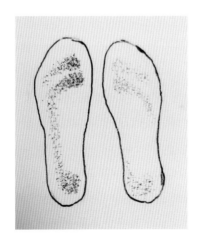

왼쪽의 심장, 위장, 대장, 경추, 왼쪽 귀의 이명, 어지럼 등 여러 증상이 나타난다. 신발 바닥에 접착된 얇은 깔창을 제외한 모든 깔창은 26개 발뼈의 용수철 작용을 방해한다.

4. 고마운 통증

KSNS 신경 고장은 예민하게 통증을 일으켜서 몸을 보호하도록 알려주는 병이 아닌 자동경보장치이다.

안 하던 등산을 하고 나서 생겨난 근육 통증은 무리해서 나타난 통증이고 시간이 지나면 없어진다.

삽질하다가 허리가 아파서 시간이 지나도 회복이 안 된다면
오래전부터 근육이 약해져서 허리 움직임에 장애가 온 것이다.
하지만 통증이 갑자기 발생했다고 생각한다.

KSNS의 통제로 경고신호를 보내면서 통증을 일으킨 경우이다.
천천히 움직이고 무리하지 말라는 몸을 보호하는 신호이다.

K3~K5의 감각을 느끼게 되면 의식적으로 조심하고 생활 방식을 바꾸고 무리한 운동을 하지 않는다면 K3 감각을 유지하면서 살아갈 수도 있다.

성격이 급해서 K5의 압박감을 넘는 통증이 있는데도 한계를 무시하고 계속 근육을 사용하면 경직이 되어 굳어지고 근육 사이의 혈관이 축소되어서 그 부위를 만지면 다른 부위보다 차갑고 추운 겨울에는 근육이 더 약하게 되어서 관절이 다치기 쉽다.
신경계의 고장은 성격의 영향을 많이 받는다.

고장 나 있는 신경이 눈에 보이는 것도 아니고 스스로는 힘의 강약을 알 수가 없으므로 삽질하던 허리 근육의 힘이 50% 이내로 약해져도 두뇌는 의식하지 못한다.

50% 이내로 약해진 근육의 힘 상태에서 무리하게 되면 연골 파열 같은 사고가 난다.

그 단계가 되면 KSNS 신경은 K7 통증으로 몸을 움직이지 못하도록 보호한다. 몸을 보호하는 통증은 K7에 해당한다.
K7 경고 단계에서 스본 스도를 통해서 자연법칙을 잘 따라주고 조심하면 재발이 거의 없다.

통증은 괴롭지만 고마운 신호다.
통증을 일으켜서 더 많이 고장 나기 전에 무리하지 말고 조심하라는 신호다.

5. 나이 탓이 아니었다

꾸준히 등산했는데 한쪽 다리 근육은 왜 작아졌을까?
근육을 단련하면 될 것 같아서 계속 산을 다녔지만, 더 큰 고장을 일으켜서 결국엔 쪼그려 앉지도 못하는 무릎이 되었다.

움직일 때 제일 먼저 몸이 의식하는 것은 감각신경이다.
감각신경은 근육의 힘줄 안에 있는 신경세포에 의해서 척수신경 뒤뿔로 들어가 앞뿔로 명령 되는 반사신경으로써 근육이 약해지고 있는지 두뇌가 의식할 수가 없다.
현대인들은 바쁜 생활로 조심하라는 신호를 알아차리기도 어렵고 KSNS 경고신호인 통증도 가볍게 여긴다.

종종 온종일 낮잠을 자기도 하고 소화도 안 되고 부정맥 증상은 더 자주 있었지만, 나이 탓으로 생각했다.
발가락이 고장 나서 버티던 근육이 약해진 것이 원인이다.

근육은 왜 약할까?
신경세포가 고장 나서이다.
근육이 일을 못 하니 혈액량도 많이 필요하지 않다.
음식도 조금 먹게 되고 별로 배가 고프지도 않다.
혈액은 근육이 요구해야 만드는데 일을 못 하는 근육이 되어 버려서 혈액이 많이 필요하지 않다.
왜 그렇게 피곤하고 졸리고 자도 자도 졸릴까?
적은 에너지로 몸을 유지시키기 위해서 조금만 먹고 적게 움직이도록 틈만 나면 쉬게 하고 눕게 하고 잠을 재운다.
움직일 수 있는 만큼만 움직이게 된다.

경험으로 얻는 스본 스도

몸은 완전한 자동장치이다.

혈액량이나 근육량에 따라 몸이 알아서 작동한다.

신경이 고장 나면 아무리 운동을 해도 근육은 커지지 않는다. 오히려 여러 가지 운동을 계속하면 더 큰 병을 가져온다.

몸이 좀 약해도 욕심 없이 몸을 다스리는 사람은 큰 병을 일으키지 않는다.

몸이 보내는 신호를 무시하지 않고 늘 조심한다.

KSNS 신경은 왜 통제를 하나?

무의식 신경은 몸을 안전하게 보호한다는데?

왜 보호하지 않고 아프게 만들었나?

그것은 자연법에 따르지 않고 KSNS가 통제시키는 것을 무시하고 계속 등산을 다니고 무리를 해서 수키 1단계~2단계로 넘어가면서 더 이상 무리하지 말라고 더 강한 통제로 수키 3단계가 된 것이다.

자연회복 기능을 잃어버린 상태가 된 것이다.

스본을 통해서 통증을 일으키게 했던 약한 근육을 찾아내고 고장 난 KSNS 신경을 찾아서 다시 근육이 일하도록 하는 과정으로 건강을 되찾게 된 것이다.

6. 통증 예방

원인 모를 고통에 시달린 후에 뒤늦게 스본 스도를 찾기보다는 아직은 통증이 나타나지 않거나 큰 통증이 없는 수키 1단계~2단계에서 신발을 바꾸고 스본 스도를 서로 나누게 되면 건강하게 살아갈 수가 있다.

건강하다고 생각되어도 근육의 속도가 대칭인지 미리 찾아내어 정기검진 받듯이 스본을 받는 것이다. 두뇌는 근육의 힘이 약한 것을 의식하지 못하지만, 스본으로는 10%~20% 약해진 상태에서도 반사 속도가 느린 근육과 신경을 찾아낼 수 있기 때문이다.

고장 난 힘의 속도를 손끝의 감각으로 짧은 시간 안에 찾을 수 있고 사람이 움직이는 상태에서 어느 근육이 고장 나 있는지 힘의 상태나 속도를 즉시 알 수 있다.
통증이 없는 단계에서의 스본 스도는 건강하게 살아가는 방법이다.

아기들이나 청소년들은 발가락 힘을 자주 확인하고 발이 커가는 만큼 변형이 오기 전에 신발과 양말을 자주 교체해 주고 너무 조이거나 작은 옷을 입히지 말아야 한다.

통증이 오고 나서 고치는 일보다 미리 예방하는 일이 더 중요하고 평생 건강하게 살아가는 방법은 그리 어려운 일이 아니다. 가장 쉬운 일은 발가락이 자유롭게 움직이도록 넉넉한 신발을 신고 발목이 조이지 않는 양말을 신고 깔창을 사용하지 않는 일이다.

경험으로 얻는 스본 스도

7. 스본 스도는 유행하는 요법이 아니다

건강요법들이 유행처럼 나타났다 사라진다.
좋아지는 방법도 있지만 큰 효과를 못 보는 경우도 많다.

무슨 방법으로라도 발가락 속도가 빨라지면 좋은 방법이지만 발가락의 속도가 느리다면 건강해지기 어렵다.
건강하려고 다니는 등산인데 작은 등산화를 신고 다니면 건강해질 수 없는 것처럼 발을 조이는 신발을 신고 암벽 타는 사람이 큰 병에 시달리는 예도 있다. 발가락 신경이 고장 난 상태에서는 무엇을 해도 건강해지기 어렵기 때문이다. 신경이 고장 나면 아무리 걸어도 뛰어도 근육이 커지지 않는다.
스본 스도로 건강해지면 몸을 고장 나게 하는 요인 특히 신발, 양말, 깔창을 조심하고 무리하지 않는다면 계속 건강하게 살아갈 수 있다.

사용하지 않고 내버려둔 기계는 녹이 슬고 너무 많이 사용한 기계는 고장이 나듯 인간의 몸도 기계와 같아서 건강해진 발가락이라면 일상생활만으로도 건강하게 살아갈 수 있다.

쏟아지는 건강 정보 속에서 발가락의 빠른 속도가 중요하다는 걸 아는 사람이 아직은 많지가 않다. 건강한 발가락은 오랫동안 인간의 건강을 책임져 줄 수 있다.
스본 스도는 잠깐 왔다 사라지는 유행 요법이 아니다.
고장 난 원인을 고치기 때문이다. 원인을 고쳤기 때문에 거의 재발하지 않는다.

8. 좀 어떠세요? 묻지 않는다

스본 스도 후에 불편했던 사람에게 상태가 어떠냐고 묻지 않는다.

스본 스도는 자연치유 방법이고 몸이 스스로 좋아지는 방법이라서 인내하는 시간이 필요하다.

즉시 좋아지는 부위도 있지만 숨어 있는 잠복 기간에 따라서 서서히 낫는 경우가 더 많기 때문이다.

대부분 사람은 좋아진 증세는 잊어버리고 현재 나타나는 불편한 증상만 기억한다. 병이 낫고 나면 아팠던 기억이 없어진다.
신기하다. 얘기해 줘야 안다.

상처가 있다.
바닷물에 들어가면 쓰라리다.
상처가 반으로 줄었다.
쓰리고 아픈 건 거의 변하지 않았다.
상처가 조금 남았다.
그래도 아직 쓰라리다.

그래서 신경 통증 환자한테는 어떠냐고 물어보면 안 된다.
환자는 통증 없어지는 것을 중요시하고 스도너는 몸 전제가 좋아져서 건강해지고 있는 과정을 중요시하기 때문이다.

무릎이 아픈 사람이라면 무릎 통증은 몸 여러 부위 고장 난 십분 의 일이고 빙산의 일각이다.

죽은 몸을 해부해서 각각의 분야를 분리해서 연구할 수 있지만 살아서 움직이는 생명체는 분리해서 다룰 수가 없다.

좋아지고 있는 상태는 오로지 스본으로 알 수 있고 빠른 힘이 유지되는 과정에서 보람을 느낀다.

진통제나 약으로 치료하고 빠르게 진통이 되는 습관으로 지내던 사람은 아직 통증이 있다는 걸 강조한다. 이런 경우엔 스도 주기를 짧게 하고 그런 사람들을 도와주기 위한 스도너의 인내심도 필요하다.

그래서 병의 상태를 물어보면 안 된다.

9. 혈액량 증가 10개월 소요된다

발가락 힘이 느리면 혈액량이 적다.
손발이 차고 근육의 속도가 느리고 쉽게 지친다.

몸이 고장 나 있는 사람은 발가락의 속도가 느리고 근육량도 적고 근육의
속도도 느리기 때문에 조혈작용이 안 되어서 건강한 사람보다 혈액량이
10% 정도 모자란다.

발가락 속도가 빨라지면 피를 만드는 뼈가 진동된다.
걸어가면서 건강해진 발가락 힘이 그 뼈들을 진동시키고 그 작용이 클수록
조혈 작용도 활발하게 된다.

피를 잘 만드는 뼈는 신기하게도 굵은 뼈보다 발가락의 진동에 영향이 많이
가는 골반뼈, 갈비뼈, 등뼈, 어깨뼈, 날개뼈, 척추처럼 납작한 뼈에서 만들어
진다.
충격을 받을 때 진동이 크기 때문이다.

정상적인 피의 양은 3개월 후부터 증가하고 스본 스도 시작 후10개월이 소
요된다.
한 생명이 태어나기 위해 엄마 배 속에서 머무르는 임신 기간과 비슷하다.
스본 스도 후 발가락 속도가 빨라지면 음식을 잘 먹고 안 먹던 음식을 찾게
되고 소화 기능이 좋아져서 혈액량이 증가한다.
혈액량은 근육에 작용하는 힘 크기에 비례한다.

모든 병의 치료는 피가 한다.

75kg, 키 175㎝ 경우 피의 양은 대략 5.5ℓ고

건강하지 않은 사람은 4.8ℓ다.

손발이 차갑고 근육의 움직이는 속도가 느리면 피의 양이 적고 쉽게 지친다. 빨리 움직이는 KSNS 신경을 활성화해야 강한 근육의 요구에 따라서 피의 생산량이 정상으로 회복된다.

발가락 스본 스도부터 시작하여 10개월이 소요된다.

아기가 엄마 배 속에 있는 임신 기간하고 비슷하다.

일절 약을 먹지 않은 자연상태에서 손발이 따듯해지고 강한 면역성을 가지고 피곤함이 없다.

발가락 구부리는 속도, 힘 상태에 따라서 결정된다.

스본 스도에는 한계가 있어요. 겸손하게, 한계를 아세요.

스본 스도는 약, 주사로 되지 않는 사람만 합니다.

스도 후 몸살. 큰 효과 보려는 마음을 줄여요. 상태를 파악하고.

고집 있는 자는 그냥 두세요. 행복을 스스로 배척하는 자는 불쌍한 사람입니다. 왜 그런 사람과 싸우는지요. 스본 스도는 고귀한 것입니다.

삼차신경 스도 후 혈관 나타나면 좋은 현상이다.

일주일에 한 번 비비기 15분, 자주 하면 위험. 기억력, 탈모 방지, 치매 방지 파킨슨 예방.

10. 완치 후 관리

스본 스도를 받고 통증에서 벗어나면 완치라고 판단할 수 있지만 나타났던 통증보다 숨어 있던 통증이 많다. 나머지 몸 전체가 건강해지는 데는 모자란 피를 생산하는 기간 십 개월을 지나야 할 수도 있고 관절을 싸고 있는 인대나 근육들이 튼튼해지려면 보통 일 년 이상 지나야 완치에 가까워진다.

인내의 시간이 지나 완치가 되면 자연법에 따라 살아야 하는데 무리를 하거나 다시 예전에 신던 작은 신발을 신으면 몸은 다시 고장 난다. 직업이나 성격, 스트레스의 정도에 따라서도 힘 유지에 영향을 줄 수 있다.
성격이 조급한 사람은 동작이 빨라서 관절에 무리가 될 수 있다. 10kg 쌀 포대를 밀어서 옮기는 대신 번쩍 들거나 건널목을 급하게 뛸 때처럼 관절에 갑자기 힘을 가할 때 몸이 고장 난다.

스본 스도로 건강해진 어린이는 성장 속도도 빠르므로 두세 달에 한 번씩 신발, 양말 체크 하면서 스본으로 건강한지 확인해야 하고 청소년기에는 성장 속도에 맞춰서 신발을 교체해야 한다.
병이 나타나기 전에 건강검진 받듯이 통증을 느끼기 전에 미리 스본으로 약한 근육을 찾아내어 스도를 하면 건강을 유지할 수 있다.

자연법의 이치를 이해하고 뜻이 맞는 사람들을 만나 함께 스본 스도를 나눈다면 평생 건강을 유지할 수 있다.
완치된 후에도 당분간은 조심히 생활하고 신발, 양말 그리고 본인 관리는 평생 해야 건강하게 살아갈 수 있다.

경험으로 얻는 스본 스도

11. 스도너는 건강해야 한다

건강하지 않으면 몸의 속도가 느리다.
스도너 몸의 속도가 느리면 1초 이내의 속도 스본을 제대로 할 수 없다.
손 온도가 차가워도 원인을 찾아내기 어렵다.

일주일 내내 스본 스도를 하면 몸에 무리가 될 것이고 하루에 여러 명 돕는
일도 무리가 될 것이다.

상대편의 마음까지 스본과 스도를 할 수 있어야 하고 그러기 위해서는 인내
하는 마음도 있어야 한다.

마음으로 하는 스본 스도라서 마음에 욕심 같은 것이 자리 잡고 있다면 손
에 기운이 빠져서 도울 수가 없다.

고통받는 사람들을 돕기 위한 제일 중요한 일은 스도너의 몸과 마음의 건강
이라고 생각한다.

12. 스본 스도의 한계

신체발부 수지부모(身體髮膚 收支父母), 공자님 말씀이다.

부모님으로부터 받은 몸이므로 소중히 여겨야 한다는 말씀인데 스본 스도를 알고 나서야 깨닫게 됐다. 스본에서 가장 중요한 게 혈관 상태인데 많은 사람은 여러 이유로 인해서 원래 혈관 상태인 사람이 많지가 않다.

다치거나 KSNS 신경이나 혈관이 절단된 경우엔 자연상태가 아니라서 건강해지는 데 한계가 있다. 무릎, 고관절, 척추, 경추 등 골격 구조가 변경됐거나 근육의 반사 속도가 느려져 있어서 제 할 일을 못 하는 상태는 스본 스도로 좋아질 수 있지만, 혈관이 손상된 경우에는 회복하기가 어렵다.

혈관 상태에 따라서 근육의 구조가 이뤄지고 혈액 순환량이 적으면 근육량도 감소하기 때문이다.

그리고 자연상태를 변화시킨 사람. 신발, 양말 교체하지 아니하는 자, 자기 방법으로 건강을 유지하려는 자, 이와 같은 사람도 어렵고 시간이 오래 걸린다.

통증이 없어진 것으로 만족해야 할 수도 있고 재발할 수도 있다.

경험으로 얻는 스본 스도

13. 음식에 관한 생각

루드비히 안드레아스 포이에르바하라는 철학자의 말인데 "먹는바 그것이 곧 그 사람이다." 고등학교 때 국어 선생님께서 해주신 말씀이다. 무엇을 먹느냐가 그 사람을 나타낸다는 뜻이다.

현재까지 식생활에 영향을 주고 있는 음식 명언이다. 조미료 범벅인 가공식품이나 단 음료, 과자, 빵, 튀긴 음식 등 맛있는 음식은 될 수 있는 대로 멀리했던 거 같다.

자연치유로 건강해지고 있는데 음식은 항생제와 호르몬제가 많이 들어 있거나 오래 저장하기 위해서 화학물질을 많이 첨가한 음식이나 정제된 설탕이나 정제된 식용유를 많이 사용한다면 몸에 해로울 것이다.

되도록 가공 과정이 복잡하지 않은 재료를 사용하고 첨가제가 없는 음식을 먹는 일이 건강에 도움이 되리라 생각해 본다.

"먹은 음식이 곧 자신이다."라는 명언은 현재의 나는 내가 과거에 먹었던 것과 연관이 있고, 미래의 나는 내가 지금 무엇을 먹느냐에 따라 달라질 수 있다는 말과 같은 의미의 말이다.

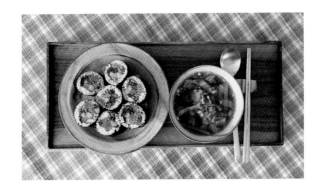

어디를 누르면 무릎이랑 허리가 좋아질까 막막하던 때가 있었다. 벌써 6년이란 시간이 지났다.
등산을 다시 하고 싶었고 쪼그려 앉는 자세도 하고 싶었다.

무릎 통증을 검색하다가 김세연 교수님의 유튜브를 보면서 스본 스도 원리라면 무릎이 좋아질 것 같았다.
인간은 무게 중심이 발바닥 안으로 들어오게 할 때 안전하게 안정된 형태로 서 있을 수 있다는 이론이었다.

그러려면 발가락 힘이 중요한데 발가락을 구부려 보니 왼쪽 엄지발가락은 힘이 없어서 아예 구부러지지 않았다.
한쪽 주춧돌이 중심을 못 잡아서 기울어진 집처럼 몸이 한쪽으로 무너져 가고 있었다. 내장기관이 안 좋았던 원인도 발가락이라는 걸 알았다.

가장 큰 원인은 발가락이 자유롭게 움직이는 신발을 신어 본 적이 없었던 게 원인이다. 좁은 볼, 낮은 발등, 뒷굽이 높은 구두 등 발이 건강할 수 없는 신발만 신어 왔다.
신던 신발들은 모두 발가락이 움직이지 못하는 신발들이었다.

발바닥이 아니라 발가락이 중요한 역할을 한다. 철봉에 매달릴 때도 손바닥이 중요한 게 아니라 손가락이 중요한 원리인 것이다.

어디를 눌러야 붓고 아픈 무릎이 좋아질까 고민하면서 유튜브를 봤지만 공부할수록 어려웠다. 스본 스도가 간단하다고 이처구니없다고 하시는데 공부하면 어처구니없지만 직접 해 보지 않고 모르면 내 것이 될 수가 없는 세계였다.

스본 스도를 이해하는 사람 중에 8살 손주가 있다. 태어날 때부터 목이 한쪽으로 기울어서 본능적으로 스본 스도를 받아 주었는지 모르지만 이해하고 잘 따라 준다.

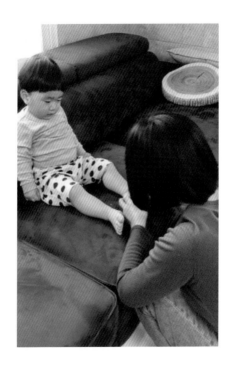

세 살 때부터 발을 만져주면서 스본 스도를 놀이처럼 다가가서 그런지 이제는 만날 때마다 스도해 달라고 조른다. 스본이 안 되는 3살 무렵에는 종일 움직이는 나이라서 주로 발목 부위를 만져 주었다.

옛날에 배가 아프거나 몸이 불편하면 할머니께서 따뜻한 손으로 불편한 부위를 살살 만져주셨다. 할머니의 손길도 스도였다고 생각해 본다.

어릴 때는 스본이 안 되니 발 모양만 살폈고 발 크기가 다르다는 것을 알았지만 신발, 양말만 조이지 않도록 신겼고 커 가면서 스본이 되고 보니 좌우 힘이 확연히 다르다는 걸 알았고 그때마다 간단하게 스도를 했다.

이제는 0.3초의 빠른 힘을 느낀다. 스본을 하다 보면 힘이 빠졌네! 그러면서 큰 신발로 바꿔야겠네! 라고 말한다.

순수한 어린아이 같은 마음일 때 스본 스도를 잘 믿는다. 자연법칙이라서 있는 그대로 좋아진 걸 느끼고 어린아이 같은 마음일 때 스본 스도 효과가 더 좋은 거 같다.

순수한 마음은 조금 좋아져도 계속 좋아진 것만 이야기한다. 사실 스본 스도가 무의식이라서 좋아져도 잘 모른다. 말을 해 줘야 안다. 스본 스도는 이해하는 사람들만의 특권이 아닌가 싶다. 도와주면서 마음을 다치지 않기 위해서 자신을 다스려야 한다.

스본 스도는 아무리 공부해도 자신을 고치지 못한다. 스스로 스본을 할 수가 없다. 결국은 균형 상태를 나 자신이 확인할 수 없으니 K5 정도 자가 스도는 가능하지만 0.3초~1초의 스도는 자칫 더 큰 불균형이 될 수도 있다. 드물게 혼자 될 때도 있지만 아주 드문 일이다.
또 다른 문제는 다른 방법과 섞으면 만든 힘이 다시 빠진다는 것이다. 0.3초의 빠른 힘이 빠진다. 신경이 우둔해지므로 절대로 섞으면 안 된다. 김세연 교수님께서 걱정하신 일이었다.

그래서 스본 스도는 기존 방법으로 안 되는 소외당한 사람만 하라고 하셨다. 공존해야 한다는 것을 의미한다.

이 책의 내용 스본과 스도로 도움을 주기 전에 먼저 김세연 교수님의 유튜브와 책을 통해서 Ksns&kss의 기본 원리를 숙지해야 한다. 그다음에 스도하는 속도와 세기와 강도를 처음에는 약하게 상대방의 상태를 보면서 살살 배워나가야 한다. 경험으로 얻는 스본 스도이기 때문이다. 본인의 과욕으로 생기는 일에 대한 것은 스스로의 책임이므로 항상 신중해야한다.

어디가 아프면 반드시 어디를 누른다는 정답이 없다. 나타난 통증은 10%일 뿐이고 나머지 90%는 숨어있으므로 몸 전체를 스본하고 스도해야 한다.

기둥이 쓰러져 가는 집을 기둥만 고쳐서는 안 되는 것처럼 겉에서 보이지 않는 다른 부분도 찾아서 같이 보강을 해야 튼튼해지는 원리가 아닐까 생각해 본다.

공부하면서 느낀 건 스본 스도 원리만 공부해 나간다면 스도는 무궁무진하고 스본 또한 계속 개발될 수 있다고 생각한다.

경험한 내용이긴 하지만 많이 부족하다. 이 책을 함께 공부하고 나누는 모든 분의 몸과 마음이 건강해지길 소망한다.
김세연 교수님께 감사한 마음은 페이지마다 담아도 모자라다.
감사합니다.

교수님께서 돈 욕심 있으셨다면 세상에서 제일 부자가 되셨겠죠…. 안 아프게 해주셔서 고맙습니다.
어느 날 제가 댓글을 썼고 교수님께서 이렇게 답글을 달아주셨습니다.

왜 저에게 돈 욕심이 없겠습니까.
나도 인간입니다. 권력, 물질, 명예심, 성욕, 교만, 온갖 죄에 뿌리의 유혹 속에서 하루하루 살아갑니다….
내 능력으로 도무지 이런 유혹을 이길 수가 없는 아무리 수양하고 도를 닦아도 내 인간의 힘으로는, 종교적 신앙으로도, 내 능력으로는 이길 수가 없는 정말 사실 그대로 무능한 존재입니다.
이 무능한 존재인 것도 내 능력으로는 깨달을 수가 없습니다.

우리 두뇌 속에는 도무지 의식할 수 없는 무의식 신경 구조가 있는 것처럼 인간은 스스로 무능함을 의식할 수 없습니다.
내가 행복할 때는 바로 이런 무능함을 느끼는 시간입니다.

스본 스도의 선생은 아픈 사람입니다.
이 세상에 유명해질 것은 김세연이 아니고 유튜브에 있는. KSNS&KSS입니다.
이렇게 연약하고 무능하기에 어쩔 수 없이 어린 아가가 엄마 손을 붙잡고 걸어가듯이 나를 창조하신 분의 손을 꼬옥 붙들고 한 시간 한 시간 이 땅에 존재합니다. 아니하면 쓰러질 수밖에 없어요.
이 연약한 존재가 나라는 것을 아르켜 주신 분께 감사와 영광을 돌립니다.
내 힘으로 설 수없는 것이 이 세상 땅입니다.

경험으로 얻는 스본 스도

스본 스도는 100시간 공부보다 오히려 1시간 스본 스도를 통해서 배워지는 방법이다. 어떻게 해서라도 낫게 해주고 싶은 마음 사랑을 베푼 만큼 배울 수가 있는 무의식 신경구조다.

자연법칙이기 때문에 환자의 인내만큼 스도너에게도 인내심이 필요하고 오로지 스본 스도의 원리 안에서 끊임없이 공부하면서 배워지는 방법이다.

스본 스도 중에서 가장 중요한 스본은 힘의 세기를 분별하는 것이 아니라 0.3초 힘의 속도를 손의 감각으로 고장 난 근육을 찾는 일이다.
의식으로 배워지는 게 아니고 무의식 상태에서 느껴지는 감각이다.

한번 배워진 스본 감각은 아무리 시간이 흘러도 잊어버리지 않는다. 언제 어디서나 함께 나눌 수 있는 소중한 보물 같은 스본이고 스도다.

저자 김인숙

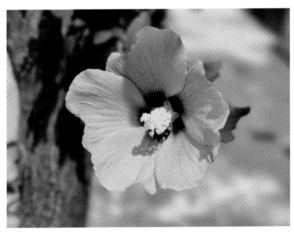

김세연 교수님 감사드립니다.

경험으로 얻는
스본 스도

ⓒ 김인숙, 2024

개정판 1쇄 발행 2024년 11월 15일

지은이   김인숙
펴낸이   이기봉
편집   좋은땅 편집팀
펴낸곳   도서출판 좋은땅
주소   서울특별시 마포구 양화로12길 26 지월드빌딩 (서교동 395-7)
전화   02)374-8616~7
팩스   02)374-8614
이메일   gworldbook@naver.com
홈페이지 www.g-world.co.kr

ISBN   979-11-388-3663-0 (03510)